李海英　贾杨
———
主编

健康

其实你可以更

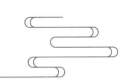

 上海科学技术文献出版社
Shanghai Scientific and Technological Literature Press

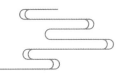

序

健康长寿是人类共同的追求目标。随着民众物质生活水平的大幅度提高，养生保健已成为经久不衰的社会热点。

何谓养生？《吕氏春秋》有言："知生也者，不以害生，养生之谓也。"是说了解人体的生命运动规律，生活起居等不要妨碍生命，这便是养生。可见养生绝非仅指练练身体，吃吃补药，而是一种健康理念，一种人文现象，甚至可以说是一种生活方式。由此而言，养生是无时不在、无处不在的。

事实证明，要达到身心健康、却病延年的目的，必须依靠三个方面的有机结合：一是依靠社会，尽可能创造一个良好的生存环境；二是依靠医学，发挥健康咨询、养生指导和防治疾病的作用；三是依靠每一个社会成员发挥主观能动性，做好自身养生和帮助他人养生。

然而，现实生活表明，这三个方面尚有诸多未尽之事需要努力改善。科技发展突飞猛进的当下，人类征服自然的能力不断提升的同时，赖以生存的自然环境惨遭破坏，人们正无可避免地面对空气、水质、土壤等被污染的苦果，损害着我们的身心健康。医学发展日新月异的今天，在疾病监测手段、治疗水平不断丰富、不断提高的同时，医源性伤害、病源性危害也随之而来。不少人因此身心俱伤而苦不堪言。

再者，就社会成员而言，物质生活殷实、精神生活丰富的同时，种种有悖于养生保健的现象更是比比皆是。热衷应酬、食不厌珍者有之；沉溺酒色、迷恋游戏者有之；行必有车、终日安坐者有之；长期熬夜、生活无章者有之。凡此种种，不一而足。生活条件与健康状况分离的现象普遍存在，无怪乎以中青年为主体、福利待遇较为优渥的都市白领也会发出哀叹：强健身体，只能成为岁月回忆，愉悦心境随着青春一去不返。

在科技高度发达、医学飞速发展、生活不断改善的今天，人们返璞归真、回归自然的意念愈加强烈，由此而使中医养生之道、养生之术更加熠熠生辉、璀璨夺目，显示出强大的生命力和有效的实用性。

《其实你可以更健康》一书，集合众多名医大家、才俊新秀的养生之作而成。依据内容不同，分列四季养生、健康厨房、疾病防治、呵护母婴、大众养生、趣味历史等篇章。细阅诸文，可谓各有千秋，耐人寻味。杨悦娅教授所撰《应季养肝在于春》一文，一睹文中"女子养肝驻容颜""男子养肝增魅力"的标题，就能促发读者阅读兴趣。潘华信先生之《岁暮养心》一篇，文笔老到，说理透彻，"倘使忽略了心态的自我补益，便是养生这个课题中的重大缺失，这个大有利于健康的精神补品自己不吃，拱手让人，岂非'暴殄天物'"的忠告，金声玉振、发人深省。傅维康教授所著《春江水暖"鸭"先知》《"藕断丝连"说莲藕》的佳作，说古道今，考释名物，医文并茂，情趣盎然，读来令人欲罢不能。贡树铭先生所写《〈红楼梦〉中的饮食养生》一文，评析《红楼梦》中饮酒品茗、佳肴名点中的养生之道，其间有多少讲究、多少精妙——道来，可证"食疗不愈，然后命药"（孙思邈语），绝非虚言。凡此佳文力作，是书尽收其中。

近年来笔者不惜余力，以冀为进一步发掘弘扬中医养生文化奉献绵薄之力。日前能先睹《其实你可以更健康》文稿，受益匪浅，并乐为作序，以明其志。

李其忠

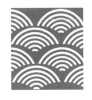

目录

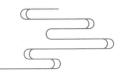

四季养生

健康厨房

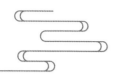

疾病防治

呵护母婴

大众养生

趣味历史

四季养生

应季养肝在于春

◎杨悦娅

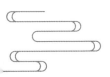

　　春季是万物生长的季节，对于整年来讲都有着决定性的意义。《内经素问》中讲："春三月，此谓发陈，天地俱生，万物以荣……生而勿杀，予而勿夺，赏而勿罚，此春气之应，养生之道也。"在春季来临之前，冬天为闭藏季节，人体与万物一样闭户少出，为抵御严寒储存精华物质，机体减少消耗，代谢减缓，气血流动得也慢。经过冬天的蛰伏，人体内会堆积许多陈浊郁气，亟待春天升发疏达，所以春天是发陈的季节，也就是指把闭藏的冬气发散出来。我们对待自己的身体就像对待初生的事物一样，要让它生长，不要伤害它；要保养它，不要抑制它，给它生发的机会；要奖赏它而不要惩罚它，也就是说要呵护自己的身体，不要摧残身体。这就是"生而勿杀，予而勿夺，赏而勿罚"的意思了，也是适应春天调养生机的道理。

　　中医认为五脏各有应季，而肝脏所对应的是春季，因为春天的生机是生发向上的，肝脏的生理属性也是生发疏泄喜调达。如果违反了肝脏的生发之气，即为"逆之则伤肝"。

　　人体的新陈代谢、气血流通与肝脏关系极大。中医认为，肝脏具有藏血调节机体活动对血液需求的供给，同时肝脏的气机疏发对脾胃的运化、气血津液的运行都有着重要的作用。肝脏与草木的生长相类似，需要蓬发和舒展，所以春季应尤其重视调养肝脏，肝气旺盛而升发，则人的精神也焕发，只有保持肝脏旺盛的生理机能，机体才能适应自然界春季生机勃发的变化。

现代医学已明确，肝脏负责人体代谢、合成、解毒、贮存、分解、排泄的重担。作为代谢系统中的重要脏器，肝脏是人体的化工厂，对人体大部分的代谢产物和有毒物质进行转化和解毒。它掌管着糖、脂肪、蛋白质的合成与代谢以供人体所用，这与传统中华医学对肝脏功能的认识殊途同归。如果肝脏得不到很好的保养，生理功能失调，许多代谢就会出问题，进而影响整个机体的健康。如糖代谢功能出了问题，就会出现糖尿病；如果肝脏的脂肪代谢功能出了问题，就会出现脂肪肝、高血脂；如果肝脏的蛋白质代谢功能出了问题，就会出现高尿酸；如果肝脏分泌的胆汁出了问题，就会出现胆囊炎、胆结石；如果肝脏的维生素代谢功能出了问题，就会出现各种各样的维生素缺乏症。所以说肝脏代谢功能失常又是导致高血糖、高血脂和高尿酸——"三高"的根源，就会有引发高血压、肥胖、痛风、动脉硬化、冠心病、中风、心肌梗死等疾病的风险。

可见保肝在我们生活中是多么重要。肝病专家分析，进入春天后，随着气温的回升，人的免疫机能、代谢机能就会从冬天的相对静止的状态逐步"苏醒"。因此，春天既是肝脏活动的高峰期，同时也是肝脏负担加重之时，所以春季养肝能起到事半功倍的作用。

女子养肝驻容颜

男女之病本是相同，但因女子性情与男子有不同，生性仔细，容易多思多虑，气血易瘀滞和暗耗，又多愁善感，情绪易于波动，肝气易失条达顺畅，周期性的生理月经更使肝血易亏，肝失所养。女子这些特性都与肝脏存在着密切的联系。所以女子养生必然要"以血为主，以肝为养"。肝血能荣养肌肤、指甲，肝的疏泄功能能疏通经络、调节情绪、愉悦性情。女子要想容颜不老，就要好好保养肝脏。如果平时不注意肝肾保养，如经常精神情绪紧张、情志易激动，导致肝阳亢盛、肝火上炎，则会出现血压升高、失眠、头痛、胃痛、月经过多等。若情绪抑郁、肝气郁结，则气血凝滞、痰气互结，易出现乳房小叶增生、甲状腺结节、子宫肌瘤等病症。如果过食膏粱厚味辛辣之物，燥热伤阴，肝血受损，肝血不足，就会出现月经量少、皮肤干燥、痤疮、面色不华；肝血不足，精血互生也匮乏，肾所藏精随之不足，也会使"天癸"渐衰，任脉、冲脉也亏虚。所以肝脏保养不好，就会导致女性无论内在的生理功能还是外在的容颜都容易早衰老去。那么如何调养我们的肝脏，让女性朋友青春永驻呢？

首先保持肝血的充足，濡养容颜。不熬夜、少思虑、不忧伤、少食辛辣刺激食物，多吃水果，多喝水，这样就不会耗伤肝阴血。保证充足的睡眠，卧则血归于肝，有助肝血对机体的滋养。首先一定要保证合理的饮食结构，注意荤素搭配，粗细搭配，多吃蔬菜和水果，保证营养平衡。同时饮食规律，定时定量，可多食用猪肝、海带、黑木耳、鸡、紫菜、菠菜、芝麻等养肝之品。另外适当摄入一些动物脂肪有助肝脏对内在激素的合成，保证月经的正常，延缓衰老。

女子养肝还重在调养情志，要忌怒少发火。中医认为，在七情之中，最不利于肝的就是怒，怒可导致肝的疏泄失常，造成肝气郁滞；怒火伤肝，耗伤阴血，会造成外在皮肤变得干燥、粗糙，内在的气机也会因长期忧思恼怒而失调。气机郁滞，不能运化水湿，聚湿成痰，凝于颈前，气郁痰凝，日久血行障碍，出现血瘀，气滞、痰凝、血瘀为主要病理变化，乳腺增生、甲状腺结节、脾胃疾病等都与肝气失调达有着很大的关系。再如经前期综合征、更年期综合征、痛经、内异症、抑郁症等病症都与肝脏的生理功能失常相关。由气及血，还会引起月经失调，周期紊乱，月经量或多或少甚至闭经。所以，女性最好不要给自己太大心理压力，工作不要太紧张，保持心情舒畅；注意劳逸结合，学会放松自己。多穿色彩鲜艳的服装，保持积极的人生观，激发活泼、豁达的性格。同时要积极寻找适合自己的解压方式，如聊天、运动、旅游、逛街、购物等都是释放心情的途径。

男子养肝增魅力

常言道：男子补肾为重，其实养肝护肝对男性也相当重要。中医认为，肾肝同居下焦，肾为肝之母，肝为肾之子，肾水滋养肝木。水木相生。肾藏精，肝藏血，精血互化互生，在生理上关系密切，病理上常常相互影响。肾阴亏耗，水不涵木，阴不维阳，阳失制约，肝阳便会上亢生风，出现眩晕，肢体麻木、震颤，甚则突然昏厥。肝阳上亢，引发相火妄动，日久则下劫肾阴，可出现头晕、遗精等症，肾阴进一步亏耗，形成肾精亏虚。《素问·上古天真论》中载："丈夫八岁肾气实，发长齿更；二八肾气盛，天癸至，精气溢泻，阴阳和，故能有子……七八肝气衰，筋不能动，天癸竭，精少，肾藏衰，形体皆极；八八则齿发去。"男子二八就是 16 岁，肾气充盛而天癸至则精气溢泻，具备了生殖能力。到了七八之年也就是 56 岁，肝气衰弱，天癸竭，精少，则到了生理衰老、功能衰退之时。所以肝肾在功能上是同荣共衰的，如果男子不注意养肝保肾，就会未老先衰。

肝之疏泄有助精室开合，精室为男子藏精之处。男性精室的开合、精液的藏泄，与肝肾的功能关系密切。男性养肝要注意保存肝血的充盈，才能保障肾精的充盛；保持肝的疏泄，才能调节和促进精之泄溢。肝的藏血、疏泄与肾的藏精、主生殖功能相配合，就可使施精而有物，精施有节，泄而有度。"主闭藏者，肾也，司疏泄者，肝也。"（《格致余论·阳有余阴不足论》）保持肝之疏泄与肾之闭藏协调平衡，则精室开合适度，精液排泄有节，保持男子的性功能与生殖机能正常。病理上，若肝之疏泄失常，必致开合疏泄失度。肝之疏泄与肾之闭藏之间的关系失调，会导致男子生精、排精异常。若肝火旺盛，疏泄太过，可见梦交遗精、滑精、早泄。若肾精亏虚，肝失所养，精血藏泄失常，可见性欲低下、阳痿、精少精虚不育等证。其太过，则性欲亢奋、阳强、梦遗等。故曰：

"肝为阴中之阳，其脉绕阴器，强则好色，虚则妒阴，时憎女子。"(《类经·藏象类》)

综上所述，肝肾关系密切，所以男子养肝就是养肾，在某种程度上，养肝甚至比养肾更重要，这是因为肝的功能正常是肾功能正常的保障。肝脏养好了，气机升发调达了，机体就充满活力，肝血充足了，肾精也就充盛，男性肾功能也就旺盛，雄姿勃发，而且肾精生髓通于脑，肝血充足，肾精充盛，脑髓盈满，必然豁达睿智。这些都给男性增添内外的魅力。

那么男子日常如何保养呢? 首先是饮食注意。男子比女性有更多的交际、应酬，所以在饮食上更要注意保护肝脏。从营养学角度讲，人体需要的蛋白质、脂肪、碳水化合物、维生素以及矿物元素等五大类养分，也正是肝脏所必需的。肝脏对蛋白质、碳水化合物以及维生素需求较多，而且男性体力消耗多于女性，所以既要保证蛋白质的摄入，满足肝脏的各项生理需求，又要限制脂肪过量以免增加肝脏负担，控制烟酒以免损伤肝脏。

其次是起居注意，平日要合理安排工作和休息，不过度劳作硬拼、强撑。做到劳逸结合、起居规律。同时要花时间和精力做些锻炼运动，既可提高睡眠的质量，又可预防"将军肚"。男士要勇于打出"请吃饭不如请出汗"的口号。快走是一项比较好的运动，方便易行，效果显著，所以建议少开车多走路。好筋骨是练出来的。

第三是尽量减少工作压力和人事烦恼，多到大自然的环境中放松心情，有助开阔胸襟、拓展眼界。淡泊名利又积极乐观，自然会有好心情、好体魄。

春季谨防儿童呼吸道疾病

◎薛　征

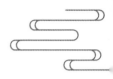

　　春天来了，孩子们的户外活动增加，气候又波动比较大，所以呼吸道疾病的发病也多了起来。儿童常见的呼吸道疾病包括感冒、扁桃体炎、肺炎、哮喘等。婴幼儿呼吸道相对狭窄，管壁纤毛运动差，呼吸道黏膜柔嫩，毛细血管、淋巴管丰富，再加上抵抗力较弱，比成人更容易被细菌、病毒侵入，导致炎症发生。

感　冒

　　发病以冬春两季为多，泛指鼻、咽部感染，通常是指上呼吸道感染。表现为发热，或轻度刺激性咳嗽，常伴有鼻塞、流涕、喷嚏、咽痛或轻度声音嘶哑，查血象一般提示白细胞正常或偏低。其中多数为病毒感染，无需用抗生素治疗。西医一般采用对症治疗。大量临床及科研研究表明，中药有良好的抗病毒效果，对改善症状有良好的效果。如生石膏有泻肺退热的作用，柴胡除了发汗退热的功效，还有抗病毒的作用。医生会分辨风寒、风热，并进一步实施对证治疗。

急、慢性扁桃体炎

扁桃体是人体的免疫组织，儿童 2-3 岁时，随着淋巴组织的发育，扁桃体也开始发育。急性感染时，表现为肿大、充血，甚至可见白色脓点，伴有高热。患儿常因咽喉疼痛而拒绝进食。反复扁桃体发炎，不仅会引起慢性肿大，出现咽部不适、夜间打鼾、睡眠障碍，还可能导致急性肾小球肾炎、风湿性心脏病等其他严重疾病。如属于细菌感染，需足疗程和足量的抗生素。中医常用清热解毒的中药治疗，从而减少了抗生素的使用；对于扁桃体慢性肥大，还可用活血化瘀、化痰散结的方法治疗。

急、慢性咳嗽

急性咳嗽指病程较短的咳嗽，一般小于 3 周，经抗感染、抗过敏以及对症治疗后会好转或治愈。慢性咳嗽病程迁延，包括上气道咳嗽综合征，咳嗽变异性哮喘等。对于常见的疾病，如咳嗽变异性哮喘（即我们通常意义上的过敏性咳嗽），它的治疗原则和典型哮喘一样，主要以吸入糖皮质激素进行抗感染治疗为主，如果咳嗽较重，必要时可配合应用支气管扩张剂，如吸入或口服 β_2 受体激动剂或口服茶碱类药物，可以暂时缓解咳嗽症状，白三烯受体拮抗剂——顺尔宁是可长期使用的常用药物。中医药治疗急、慢性咳嗽可发挥其良好的效果，副作用小，免除家长对激素的顾虑，对孩子的免疫亦有调节作用。

哮 喘

哮喘也是儿科的常见病，表现为咳嗽、喘息、气促、胸闷，患儿常有家族史、过敏史，伴有过敏性鼻炎、荨麻疹等疾病。随着经济发展、空气污染等环境因素的恶化，哮喘患者越来越多。长期、反复的哮喘发作会影响患儿的肺功能，形成不可逆的伤害。西医治疗首选糖皮质激素，这是一个需要长期服药的疗法。中医治疗强调轻重缓急、内外合治。在哮喘急性发作期，根据寒热、虚实，以小青龙汤、麻杏石甘汤等经典方剂加减，能够止咳平喘；在稳定期，根据肺、脾、肾三脏的亏虚情况，辨证加减，达到治本的目的。肺炎上呼吸道感染如控制不理想，还可向气管、支气管及肺泡蔓延，具体表现为咳嗽咳痰或发热、气急，胸片提示肺部有斑片样渗出。肺炎的西医治疗以抗感染为主，根据不同的病原体选择不同的抗生素进行抗病毒治疗。中医的治疗以宣肺定喘、清肺化痰为主，一般选用有抗菌、抗病毒或退热作用的中成药，如痰热清、炎琥宁、喜炎平等静脉滴注，临床安全有效，能够减少抗生素的使用。对于无法配合口服中药的幼童，选择中药保留灌肠也同样有效，小儿接受度高，和口服中药的效果相当。

反复呼吸道感染

小儿反复呼吸道感染是指感冒、扁桃体炎、支气管炎、肺炎等反复发作的疾病。近年来，上海市中医医院儿科根据小儿生理"肺常不足，脾常不足，肾常虚"易致正气不足、卫外不固、屡感外邪、往复不已的病机特点，以补肾固表方法防治小儿复感，临证效佳，取得了多项科研成果。中医药治疗小儿反复呼吸道感染的效果突出显示在对其"反复发作"环节的改善，与西医单纯抗感染、调节免疫功能有所区别，中医药更注重整体调节、辨证施治，内外合治。

中西医结合防治

对于儿科常见的呼吸道疾病，西医在及时控制病情、抗感染方面发挥了良好的作用，中医药治疗的优势在于"未病先治、既病防变，瘥后防复"。对于体质较弱，在季节交替或劳累后容易感染呼吸道疾病的患儿，应采取先期调理，增加抵抗疾病的能力，降低急性感染的概率；对于已经患病的儿童，如在哮喘急性发作期，除了及时并适时使用抗生素、激素等控制病情以外，还需采用中药辨证治疗，减少西药的使用，缩短疗程；对于疾病恢复期的儿童，根据长期的临床经验，认为以"肺、脾、肾虚证"居多，表现为乏力、胃口差、汗出较多、面色晦暗，此时的调理宜以补益为主，能够帮助患儿及时恢复元气；对于肺炎后期啰音久不消失的患儿，还可采取中药敷贴、拔罐、微波照射等方法，在门诊专家处进行调理，减少反复发作。在治疗同时还应注重健康教育，指导家长避免导致或加重发病的相关因素，调整不利于患儿健康的生活习惯。值得一提的是，"冬病夏治""冬病冬治"穴位敷贴的方法，已有三十余年的历史，对于感冒、哮喘、过敏性鼻炎、反复呼吸道感染、咽炎、扁桃体炎、支气管炎、支气管肺炎等有良好的效果深受患者及家属好评。

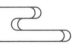

夏季养生注意"三防"

◎宋欣阳

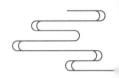

　　《黄帝内经》的《素问·宝命全形论》提出了养生和四季的关系,文中载:"天覆地载,万物悉备,莫贵于人,人以天地之气生,四时之法成。"人要顺应自然,做到天人合一:"天覆地载"意思是天在上方如同一个被子,地在下头起到承载的作用;"万物悉备"意思是天和地为万事万物提供了生长生存的一切必备条件;"莫贵于人"是说万物之中,人是最可贵的,是吸纳天地之灵气繁衍而来的最为顶尖的生物;"人以天地之气生"是说人体要靠天地之气提供的物质条件而获得生存;"四时之法成"指人要适应四时的阴阳变化规律才能发育成长。《素问·四气调神大论》特别介绍了夏天的规律,"夏三月,此谓蕃秀,天地气交,万物华实。"夏季这个最繁华的时节,因为天气与地气相交,为万物的生长提供了更好的条件。在这个季节,我们应该"夜卧早起,无厌于日,此夏气之应,养长之道也。"由于夏天夜短昼长,可以顺应自然规律,稍微晚点睡,稍微早点起,应合夏季的气候规律,这就是养生的道理。

　　如何健康地度过酷夏呢?首先要了解夏季的特点。夏季中包括了立夏、小满、芒种、夏至、小暑和大暑诸多节气。夏季的特点,可概括为:暑热、暑湿、暑邪。"暑"字,上"日"下"者",是一个人头顶一个大太阳。用一句话来描述就是：天暑下迫，湿气亦重，上蒸下湿，湿气与热邪相结合。因此也把夏天叫作"苦夏"。夏季一定要重视养生和锻炼，这样夏天结束了，身体会更加好，如若不重视，身体就会走下坡路。

暑邪是指具有炎热升散特性的外邪，包括中医中的热邪、风邪、湿邪和毒邪。夏季万物欣欣向荣，邪气也一样，在夏天拥有了很好的传播条件，比如蚊虫叮咬，传播了病菌；夏天的食物不容易保鲜，也容易滋生病菌。

暑热、暑湿、暑邪影响着每个人的身体，一是消耗多，排汗多，代谢快；二是湿邪阻碍，胃口不好导致吸收减少；三是睡眠不足，夜晚短，气温高，潮湿使得睡觉不踏实。这三点又会造成以下症状：汗多、纳差（胃口不好）、乏力（消耗增多吸收减少）、烦躁、胸闷等。那么夏季我们要如何防暑邪呢？下面就给大家介绍夏季的三防。

夏季"三防"的说法源自明代养生学家汪绮石的《理虚元鉴》，书中指出："夏防暑热，又防因暑取凉、长夏防湿。"

一要防暑。首先，要记住时间节点：10点到16点是全天中比较热的时间段，最好不要做剧烈运动，其中12点到14点为最热时段，建议在室内避暑。其次，要避开高危的区域，包括车内（湿气重、空气差、温度高）、封闭房间（不通风）。再次，外出时要备好四样法宝：帽（遮阳）、伞（防紫外线）、霜（防晒）、药（驱虫）。再次，穿着方面不要打赤膊，要选择宽松、适于发汗的服装。

二要防寒，就是防因暑取凉。旧时夏天寒邪来源少，现代夏天寒邪主要是空调，注意防止空调直吹。因为空调送风与自然界的风有两点不同：一是温度恒定，二是风向和风速缺少变化。若空调吹出的凉风直吹入人体的毛孔，会引发头痛、背痛等症状。同时，我们还要进行毛孔的锻炼。人体的毛孔一天24小时持续工作，外界的风寒暑湿都是从毛孔进入身体，身体内的热量也随着汗液从毛孔排出。寒气侵入则毛孔迅速闭合，就起了鸡皮疙瘩；外界温度高，则毛孔开启，向外排汗。如果不加以锻炼，毛孔的调节功能就会减弱。那么应该怎样锻炼毛孔的调节能力呢？第一，避免长时间待在恒温的环境中，如夏季在空调房间工作，要每隔半小时左右调节一下空调的温度，以上下5℃为宜；第二，夏季忌以冷水冲凉，水温在35℃-37℃为宜，适宜的温度可以让毛孔适应变化，不要图一时之快。

三要防湿。第一要勤洗衣晒被。衣服上沾染了汗水，盐分对皮肤和毛孔有害；潮湿也会引起衣被发霉生虫，建议晒出阳光的味道后再使用。第二，不久坐。夏季空气湿度高，久坐会导致湿气进入身体，久而久之会湿聚关节。第三常看温湿度计。人对温度有直观感受，但是对湿度却不敏感，湿度高时，可用空调或抽湿机除湿。以上三点，就是夏季人们需要注意防护的三个方面。"授人以鱼不如授人以渔"，本文在介绍夏季养生的同时融入了中医之"道"。读者一旦掌握了道理，就会发现很多事情都万变不离其宗。遵循中医之道，顺应自然，让我们健康地度过夏天！

天凉好个秋——漫谈秋季进补

◎欧阳军

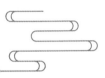

　　入秋以后，气候逐渐转凉，同时天高气爽，空气干燥，传统中华医学把这种气候特点称为"秋燥"。秋燥是外感六淫的病因之一，且最易伤肺。这是因为肺主呼吸，通过支气管、鼻咽部与外界相通，而燥邪伤人，多是由口鼻而入，加之肺为娇脏，喜润而不耐干燥，遇燥邪则伤人，常会出现鼻咽部发痒不适、干灼疼痛、干咳少痰，甚至痰中带血，气喘胸痛等病症。因此，秋燥时节需防伤肺，除了加强锻炼、增强体质、调节起居、顺应气候外，还可适当运用食补调理身体。一些不明医理的人认为进补只是冬令之事。其实不然，秋季适当进补，不仅是恢复和调节人体各脏器机能的最佳时机，也为抵御寒冬的侵袭奠定了基础。

　　为何早秋即需进补？这是因为人们经过炎热的夏天，体力消耗大，而进食较少，体内的营养物质相对匮乏，故有体重减轻、倦怠乏力、食欲减退等体虚症状，此时调养身体是很有必要的。

　　秋季进补宜先调理脾胃。人在暑热之夏常饮冷饮和食冰冻食品，经历了漫长的酷热夏季，多有脾胃功能减弱的现象。所以秋凉伊始，不宜贸然匆匆进补。大量进食补品，会骤然加重脾胃负担，使长期处于疲弱的消化系统无法承受，导致消化功能紊乱，出现胸闷、腹胀、厌食、消化不良、腹泻等症。所以，秋季进补之前要给脾胃一个调整适应期，可先补食一些富有营养、又易消化的食物以调理脾胃功能，如鱼、瘦肉、禽蛋以及山药、红枣、莲藕、莲子等食药之品。此外，奶制品、豆类及新鲜蔬菜、水果均宜适量多吃。药食兼优的芡实、菱角、板栗也是调理脾胃的上等佳品。上述食药之品均富含碳水化合物、蛋白质及多种维生素，具有滋补强壮、补中益气、开胃止渴、固肾养精等功效。

中医认为，食粥和胃补脾润燥。在食用猪肚糯米粥时，加入适量生姜、胡椒，可开胃健脾，增进食欲，有促使肠胃功能恢复正常的特殊疗效。另外一款板栗仁冰糖粳米粥，多用于胃纳不佳、脾胃不健、腰膝软痛、四肢乏力、多梦失眠、夜尿增多等病症。再有芝麻红糖粥，芝麻性滑润，功擅润养，具有润肺养肝，益精生发、润肠通便的作用，以之煮粥、气香味美，适用于肝肾不足、头昏目花、头发早白、头发脱落、小儿头发色黄稀少及肺燥咳嗽、习惯性便秘者食用。芝麻粥还有延年益寿的功效，尤可作为老年人常服的保健食品。

下面为大家介绍两种常见家庭秋补粥的做法。黑米粥，黑米100克、红糖适量，先将黑米洗净，放入锅内加清水煮粥，待粥煮至浓稠时，再入红糖稍煮片刻，即可食用。黑米被营养专家认定是一种蛋白质高、维生素及纤维素含量丰富的食品，还含有人体不能自然合成的多种氨基酸和矿物质等，具有滋阴补肾、明目聪耳的功效，适用于治疗肺燥咳嗽、大便秘结、小便不利、肾虚水肿、食欲不振、脾胃虚弱等症。梨子粥：梨子2个、粳米100克、冰糖适量。先将梨洗净后连皮带核切碎，与粳米一同放入锅内加清水适量煮粥，待粥浓稠时，放入冰糖稍煮片刻，即可食用。此方具有生津润燥、清热化痰之功效，适用于治疗口干鼻燥、干咳无痰等病症；亦可作为秋季常用的保健膳食。

粥疗之外，还有些同样具备疗效的秋补营养汤。如芡实红枣花生汤，芡实含有大量的碳水化合物，易于被人体吸收，号称秋凉第一补物，与具有养脾健胃的红枣、花生合力，对调整改善和恢复夏季食生冷之品所致的肠胃功能减退有不错的疗效，最宜体虚产妇、贫血和脾胃虚弱者服用。此外，扁豆苡仁汤也具有补脾胃、祛湿热之功效。与"秋燥"相反，初秋往往接连有雨而致湿，扁豆苡仁汤正适用于初秋时节绵绵秋雨所致的脾虚湿困、食少腹泻、水肿腹胀和风湿痹痛等病症。

初秋以后一天比一天凉爽和干燥。中医认为："秋季干燥，上逆而咳发为痿厥"，故仲秋以后进补以滋补润肺为主。元代忽思慧在《饮膳正要》中说："秋气燥，宜食麻以润其燥。""麻"即芝麻，具有滋阴润燥之功，而润燥正是秋季进补之大法。具有滋阴润燥功效的食物很多，除了芝麻还有百合、梨子、木耳、蜂蜜、萝卜、甘蔗及大部分蔬菜。秋令果品中，尤以梨为最佳，其性甘凉，具有润肺、止渴、养阴、滋燥、化痰、通便之功效。此外、莲藕、莲子、菱角等也有清除燥热的作用。中医认为：食粥能和胃补脾润燥，若用上述食物煮粥或炖汤能收到良好的益肺润燥生津止咳的效果。此外，凉爽的秋季会使人胃口大开，此时进食一定要注意不可太随意，仍应以润燥为前提，采取清补、单补之法，像鸭肉、海参、蛇肉、黄芪、麦冬、沙参等药食品为此时席上佳品，鸡肉、牛肉、鸽肉、当归、熟地黄等较为偏温热之品也可适当食用，而羊肉、狗肉、鹿茸、附片等大温大热之品除非阳虚体质者应尽量少吃。

秋燥怎么办？

◎全嬿嬿

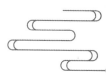

　　秋季的气候特点较为复杂，但主要包括燥、湿、凉几个方面。初秋的天气比较干燥，这时期"宜食麻以润其燥"；至晚秋新凉，由秋入冬，则当"禁寒饮食"；而湿气又贯穿秋季始终与燥、凉并存，容易造成"上逆而咳，发为痿厥"。本文主要谈谈初秋的燥性以及如何防燥。

　　人与自然万物是具有共性的，秋天属于天地之气的收敛阶段，植物的枝干向下收敛，叶子开始发黄、枯落。《黄帝内经》根据秋季的特性，告诉我们应该如何过好秋季，预防燥性。其云："秋三月，此谓容平。天气以急，地气以明。早卧早起，与鸡俱兴。使志安宁，以缓秋刑。收敛神气，使秋气平；无外其志，使肺气清。此秋气之应，养收之道也。逆之则伤肺，冬为飧泄，奉藏者少。"这段话从起居、情志、饮食三个方面做了阐述，首先起居方面要早睡早起，使神志安宁而养阴，以缓和秋天的肃杀之气；情志方面，宜和缓情绪，收敛神气，使气机安静，不要让五志(喜怒思忧恐)太过活跃，使神思外驰；饮食方面则应当减少辛辣刺激、具有发散性质的饮食，并增加一些性味酸收的食物，如山楂、五味子、柿醋等。

　　秋季防燥的养生法则是"使肺气清"，肺气得清，则无秋燥之患。如果肺气过盛或肺热，人体便易有燥感，容易出现鼻干燥咳、口干眼干、皮肤瘙痒、疥癣恶疮等症状。

那么如何辨别肺气过盛或肺热呢？《遵生八笺·四时调摄笺》中载："多怒气者，肺盛也。""肺病热，右颊赤。"秋天多怒气者，除了肝气旺之外，还有很多是肺气盛的缘故。那么如何减轻肺盛、肺热，预防秋燥呢？比如可以用导引的方法，清晨睡醒，不着急起床，闭着眼睛叩齿二十一下，将津液缓缓咽下，搓热两手捂在眼睛上，秋行此法可润燥明目。饮食方面，除减少辛辣、宜食寒凉等饮食外，还可以适量补充具有滋润作用的食品，如松子、芝麻、枸杞、蜂蜜等。《神仙饵松实方》："七月，取松仁，捣如膏，每服鸡子大一团，日三服，久服身轻。"这里的松子是用小松子制膏，秋季适量服用，可以润燥轻身。甘菊和竹叶也可清肺热，泡茶、煮粥均可。

秋季防燥最好的水果是梨，为历代养生大家所提倡。梨生吃去火，熟吃润五脏，蒸雪梨加蜂蜜味道可口，还可养阴生津、润燥止渴。因可滋润五脏，故被称为"百果之宗"。清代吴炽昌在《续客窗闲话》中就记载了"金山寺医僧"以梨治消渴的故事，名医叶天士以此病不治，而医僧建议病者"渴即以梨代茶，饥则蒸梨作膳"，终于治愈此疾。所以秋天可以多吃些梨子，但也要注意不能过量，脾胃虚弱、怕冷易寒者，也应少食。

秋季脱发的防与治

◎宋　瑜

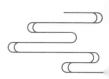

　　明代冯梦龙在《警世通言》中这样描写美貌女子："鬓挽乌云，眉弯新月，肌凝瑞雪，脸衬朝霞。"一头乌黑浓密的长发是中国女性区别于男性的重要特征之一，是东方美女婉约温柔形象的"标配"。临近秋风起时，很多人开始为"发薄不胜梳"而担忧了。众所周知，春生、夏长、秋收、冬藏是自然规律。天人合一，秋季万物凋零，人的头发也在这一时节更多地进入休止期，更易脱落；加之秋季天气干燥，所以秋季掉发会比其他季节更为明显。

　　一般来说，秋季每日掉发量若在 50 至 100 根之间都属正常现象，无需担忧。若掉发量超出正常范围，就属于病理性脱发的范畴，就应注意调养与治疗了。中医认为"发为血之余"，机体血气亏虚，不能荣养头发，会导致脱发，所以头发浓密与否、脱落与否，与脏腑功能密切相关。如脾脏主生化气血、肝脏主藏血疏泄，肾脏主藏精且"其华在发"，三脏若亏虚，就会导致脱发。另外，中医理论认为"肺主皮毛"，肺为娇脏，肺喜润而恶燥。秋燥伤肺，除了会引起咽干、咳嗽，也会引起脱发。当然，如果输送气血、滋养头发的"毛窍"堵塞，即使有充足的养分也无法营养头发，头发便会脱落。而湿热、血热、血瘀诸邪都会堵塞毛窍。可见，秋季脱发的原因并非一种，中医主张对症治疗，治疗秋季脱发，首先需辨清虚实，依据具体病因，或荣养气血，或清利邪实，辨证论治，才能药到病除。

秋天脱发，大多以气血不荣的虚证为主。药食同源，药食同补，食补也可防治秋天脱发。民间历来有秋天吃芝麻核桃粉预防脱发的传统。从中医角度来看，种子浓缩着食物的精微，因此补血、补肝肾的食材多为种子类。例如枸杞、核桃等"药食两用"之品，可补肝肾、填精血。同时，中医治疗推崇"以色补色"，东方人发色为黑，治疗脱发也多选用黑色药物，食补时也多用黑芝麻、黑豆等。下面推荐几款常用的食疗方法：

1. 将枸杞 10 克，核桃、黑芝麻各 15 克和适量大米一起煮粥，有补肝明目、益肾养发的作用。

2. 将黑木耳 5 克，黑芝麻 10 克，莲子 15 克和适量冰糖一起熬煮甜羹。黑木耳可养血益胃、润肺滋补；黑芝麻能滋补肝肾、益血润肠；莲子有补脾益肾、养心安神的功效。三者合用，肺、肝、肾、脾均得滋养，自然可以润发养发。

3. 龙眼肉 20 克，人参 6 克，枸杞子 15 克，瘦猪肉 150 克。将猪肉洗净切块，龙眼肉、枸杞子洗净，人参切薄片。全部用料共放炖盅内，加水适量，用文火隔水炖至肉熟，即可食用。人参有补脾益肺、大补元气的功效；龙眼肉能益气、养血、安神；猪瘦肉性味甘平，滋阴补血；加上补益肝肾的枸杞子，这样的配伍养血安神、补肾润发而不滋腻。

此外，头发的日常洗护也很关键。首先，外出时建议佩戴能遮挡风沙的舒适帽子及围巾，减少头发的牵拉和脱落。再者，洗发应顺着毛发生长方向清洗，避免逆向拉扯。三者，洗发频率应根据发质调整。秋季时节，中干性发质的人应减少洗发次数，以每周 2-3 次为宜；油性发质可每天冲洗，清除头发表面的灰尘，以免阻塞毛窍，但建议洗发水还是每周用 2-3 次为宜，以保护头发的正常皮脂膜。四者，建议洗发后使用护发素。护发素可保持毛鳞片的顺滑，防止脱发。五者，洗发过后可以手指按压百会等穴位，以理气活血，改善头部血供，帮助滋养头发。

药食兼用，洗护并行，希望大家都能拥有一头乌黑靓丽的长发！

冬至话膏方

◎张如青

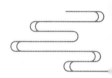

　　"冬令进补，开春打虎""三九补一冬，来年无病痛"，江南民谚至今众口传诵，而服膏滋（膏方）进补，这一在明清时已蔚然成风的冬令养生保健方法，如今越来越受江浙沪一带民众的青睐，并有向周边、向全国辐射的趋势。

　　冬令进补的"冬"具体指何时？是指立冬？指冬至？还是泛指冬季？我以为有广义、狭义的分别。广义的"冬"就是指冬季，农历十月到十二月；狭义的"冬"是指冬至到立春这段时间。众所周知，冬至日太阳直射南回归线（又称为冬至线），阳光对北半球最倾斜，此日北半球白天最短，黑夜最长。冬至过后，太阳又慢慢地向北回归线转移，北半球的白昼又慢慢加长，而夜晚渐渐缩短。地处北半球的中国，到了冬至，自然界阴气隆盛到了极点，阳气也微弱到了极点，天日最短，万物闭藏。然物极必反，一派阴寒之下，微弱的阳气又开始孕育生机。北宋邵雍说："冬至子之半，天心无改移。一阳初动处，万物未生时。"所谓"冬至一阳生"就是说的这个意思。

　　从冬至开始，直到翌年立春，我国的大部分地区进入一年之中最寒冷的时节，而严寒酷冷之中，又包裹着一线微阳，渐展生机。"春打六九头"，立春是五九的结束，六九的开始，它标志着最寒冷的隆冬已经过去，春天的气息悄然来临。冬至到立春这四十五天（一九至五九）虽是一年中最寒冷的时候，也是自然界与人体的阳气由微弱逐渐生发、增长的时节。贮藏精气、孕育阳气、养精蓄锐、增强储备，提升开春新一轮生发机能非此时莫属，因此这段时间就是冬令进补的最佳时间。

"补"，有食补，有药补。有句老话说"药补不如食补"，似乎否定或贬低了膏方的作用。其实不然，如果是慢性疾病患者，或是体质虚弱的亚健康人群，仅用食补难以见效，应当充分利用冬令万物收藏，一阳初生的有利时机，采用膏方进补，可取事半功倍之效。

膏方通常选用多脂质的滋腻的补益药材，如地黄、麦冬、萸肉、黄精、枸杞、桑葚、女贞之类，配合益气养血、滋阴补阳的药物，如人参、黄芪、当归、芍药、沙参、石斛、仙灵脾、补骨脂、肉苁蓉之品，水浸一昼夜，火上浓煎三道，提取药汁后再熬煮浓缩，最后加入"血肉有情"的各种胶类药，如阿胶、龟板胶、鹿角胶、鳖甲胶、黄明胶等，及矫味兼补的饴糖、冰糖、蜂蜜等收膏。在长时间浸泡与慢火反复持久煎熬的过程中，各种药物的精华（有效成分）逐渐溶解溢出，融合凝聚成众药精华之结晶——膏滋。《灵枢·五癃津液别》云："五谷之津液，和合而为膏者，内渗于骨空，补益脑髓。"近代海派名中医秦伯未说："膏方者，盖煎熬药汁成脂液，而所以营养五脏六腑之枯燥虚弱者也，故俗亦称膏滋药。"（《膏方大全》）

膏方润泽、滋补，并借助时令的特点，在冬藏时节和合成膏滋进服，补益人体五脏六腑、四肢百骸。膏方不是单纯的补剂，而是在补虚之中又包含救偏疗疾的性质。随着时代的发展，膏方越来越多地被运用到慢性疾病的配合治疗中，如呼吸系统的慢性支气管炎、哮喘，消化系统的慢性胃炎、胃溃疡、慢性肠炎及更年期综合征、失眠、癌症术后调理等，取得很好效果。膏方的使用也要辨证，需根据个体体质的不同，分别确定平补、温补、清补、涩补等法；还需根据个体病根的不同，分别采用生津、益气、固精、养血诸法。如有慢性疾病，还需酌情加入治疗疾病的相应药物。

总而言之，膏方的用途可归于二：一以补虚为主，养生保健，运用膏方治未病，适用于亚健康人群的调理和中老年人群的养生；二补虚疗疾，结合临床诊断，制定个性化补虚却疾的膏方，适用于临床各科以虚证为主的慢性病调治。

冬病夏治
——三伏灸

◎唐天瀛

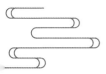

"冬病夏治"是指冬天容易发作发展的疾病，在夏季针对治疗，达到提高人体阳气及抵抗力，冬季减少发作，甚或治愈的目的。冬病夏治是中医学"天人合一"及"治未病"观念的具体运用。夏季自然界阳气充沛，在这时补充阳气事半功倍，对疾病的治疗效果也更好。

冬病夏治主要适合阳虚体质患者的以下病证：

1.儿科疾病：儿童咳嗽哮喘、体虚易感，消化不良。

2.中老年风湿疾病：关节冷痛，易受风寒，不耐湿冷。

3.消化系统疾病：慢性泄泻、脾胃虚弱，消化不良等。

冬病夏治穴位贴敷：

冬病夏治穴位敷贴又叫"三伏贴"，其源流出自清朝初期张璐的《张氏医通》在夏日"三伏"时用白芥子涂法防止哮喘复发的记载——主要采用具有温通功效的贴敷药物，在自然界和机体阳气最旺之时，通过敷贴药物温补阳气、散寒驱邪、活血通络。一方面能增强机体抵抗力，另一方面又有助于祛除阴寒之邪，根治冬季疾病。具体操作：选定穴位，分别于三伏天各敷一次。病史较长或病情顽固者可适当增加贴敷次数，贴敷时间以机体耐受为度。根据所用药物不同，敷贴的长短也有所不同，但通常不超过1天。

三伏灸用药特色：

三伏天气候炎热，敷以辛温、逐痰、走窜、通经平喘药物，如玄胡、白芥子等多味中药按比例研末，用姜汁调成膏状，用胶布将块状药膏贴于穴位上。一方面能提高药物效能，达到温阳利气、驱散内伏寒邪；另一方面药物作用也可调节肺气升降、温补脾肾，祛除关节内寒气、预防冬季疾病的发生。

冬病夏治治疗时间：

"夏治"是指在夏季三伏时令予以治疗。三伏是初伏、中伏、末伏的合称，这段时间是一年中最炎热的时候，从夏至后第三个庚日为初伏，第四个庚日为中伏，立秋后第一庚日为末伏。

治疗后身体养护要点：

1. 冬病夏治之后要注意保护阳气。长期贪凉待在空调房里，身体调节温度功能便会失调。儿童、孕妇、老年关节炎、风湿病患者尤其要注意，开空调应以26℃为宜，并避免凉风直吹身体。

2. 大汗淋漓后莫冲凉。剧烈运动后身体的毛孔处于开放状态，若在出汗后直接冲凉，一方面会引起寒湿入体，引发夏季感冒，另一方面也容易引起毛囊炎症。

3. 慎食寒凉肥甘滋腻之品。夏季炎热，往往易贪凉饮冷，若大量进食寒凉之品，则易致中阳受损，损伤脾胃，甚至损及全身阳气，影响治疗效果。

4. 注意局部皮肤护理。三伏灸疗法虽然有较好的效果，但对皮肤也有些刺激作用。孕妇、年老体弱、2岁以下的孩子以及皮肤过敏者应慎用或禁用。治疗后局部可能会出现发痒发热，发红为正常；皮肤瘙痒，不要用手搔抓以防感染。若皮肤出现水疱，小水疱可令其自然吸收，大水疱可用消毒针头刺破抽液，外涂 5% 碘伏液。敷贴 24 小时内不宜冲凉洗浴。

小贴士

三伏天不仅有三伏灸，还可以通过艾灸、穴位注射、饮食等方法调节身体，补充阳气、祛病强身，其中饮食方面比较有特色的便是徐州"伏天吃伏羊"的传统，其最早可追溯到尧舜时期。《汉书·杨恽传》记载："田家作苦，岁时伏腊，亨羊炰羔，斗酒自劳。"伏天吃羊肉对身体是以热制热、排汗排毒，将冬春之毒、湿气驱除，是以食为疗的大创举。当然伏天也不是人人都能如此，还是需要经过专业医生的辨证。

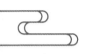

冬令养生话进补

◎陈 熠

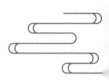

民间素有"冬补三九"的说法。中医从"冬至一阳生"观点出发,认为冬至阳气渐生,阴气始退,此时进补最为适宜。时近冬至可以先服一些调理药做准备,避免直接进补而走弯路。

为什么要冬令进补

冬令进补是我国用于养生防病的传统方法。中医认为"人以天地之气生,四时之法成"。因此,人要健康长寿,必须学会"顺四时变更之道",这里讲的四时变更之道,就是指一年四季"春生、夏长、秋收、冬藏"变化的规律。"逆之则灾害生,顺之则苛疾不起",顺应这个规律养生保健,重大的疾病就不会发生。"冬者,终也,万物皆收藏也。"冬季是岁末,也是一年最冷的季节,万物生机闭藏,阳气潜伏,阴气盛极,草木凋零,昆虫蛰伏,大地冰封,自然界的生物处于冬眠状态,养精蓄锐,以适应来年春天的生机。冬季人的新陈代谢也处于相对缓慢的水平,同化大于异化。根据冬季"闭藏"这个自然规律,冬令进补能使营养物质转化的能量及时充分地被吸收并储存于体内,滋养五脏、养精蓄锐,以待来年。因此,冬令进补是人体顺应自然规律保健养生的需要。

进补要结合具体情况

合理进补至少要注意以下几个方面：

1.因人而异：按性别、年龄、体质、劳逸、心情等不同的情况区别进补。儿童要有助发育，益智力；老人要增体力，抗衰老；妇人要补血，男士要益精等等。

2.应病症而异：可以把辨证论治结合中药药理研究来用药，如失眠者可加服珍珠母、炒枣仁、制远志等安神养心的药；伴尿路结石、胆结石者，可加服金钱草、海金沙、鸡内金等清热排石的药；冠心病者可加服丹参、桂枝、瓜蒌、薤白等活血通络、温通心阳的药物等等。

3.因时因地而异：结合所处的气候环境、风俗习惯，如正值严寒之冬，可能就要多用一些温热药，以帮助抗寒。相反，如遇暖冬，就应当少用温热药。还要结合各地的风俗习惯，如西北人喜欢吃补酒，南方人爱服人参、补膏等。总之，不能一听到冬令进补，就随便乱用补品，而应当先调理好肠胃，弄清病史和自己的健康状况，根据中医的理论，辨证论治、辨证施补，才能做到合理、有效。如果乱用补品，不但不能收到好的效果，还可能损害健康。

冬令进补当以调补为要

有一病友，30 岁有贫血、盆腔炎、慢性浅表性胃炎，想进补改善体质，但以往喝中药时经常腹泻，像这种情况她想冬令进补，怎么办？

像这种情况就不仅仅是进补了，而是需要调补。现代人往往不是营养不足的问题，而是营养过剩或者营养结构不合理，引起阴阳气血失去平衡而致疾病的发生。现在，患有慢性疾病及处于亚健康状态的人群占有很高的比例，不能单纯用补的方法，而是要用调理、治疗、康复、调养相结合的方法，才能达到理想的效果。因此，冬令进补应进一步"提升"为冬令调补。如肠胃不好，经常腹泻，在看病时要提醒医生注意这个问题，自己在平日生活中也要加以注意，主动配合会得到比较好的改善。

经常会有人问：冬天怕冷，手脚冰凉，吃些什么补品比较好？冬天畏冷，手脚冰凉，多为阳气虚，可吃益气温阳的药品和食物，如人参、黄芪、羊肉等等。但人参、黄芪的用量应该辨证施用，不可以用量太过，必要时请有经验的医生开方调理。

也有人问：经常觉得人没有力气，舌苔厚腻甚至发黄，能不能用中药调理进补？舌苔厚腻，有时发黄，说明肠胃消化吸收功能不良，也可能有食积，中医认为是痰湿阻滞，因此要先调理好肠胃，然后才能根据体质请医生进行全面调理后再进补。

冬令调补必备

辨清虚实：当出现头痛、鼻塞、咽痛、咳嗽，甚至发热等外感病症和出现胸脘闷胀、食物积滞、急性腹痛、吐泻等实证时，应立刻停止进补。直到这些病症治愈康复后，才可继续服用。

掌握最佳时间：冬三月，从立冬起至立春止，包括立冬、小雪、大雪、冬至、小寒、大寒等六个节气。什么时候最为适宜？民间有"冬补三九"的说法，中医"冬至一阳生"的观点，认为冬至是冬三月气候的转折点，冬至开始阳气渐升，阴气始退，此时调补可扶正固本，萌生元气，使闭藏之中蕴藏活泼生机，有助于体内阳气的升发，增强抗病能力，预防开春后的流行性疾病，为明年的健康奠定基础。因此，最佳时间当从冬至开始到立春为止。

煎制方法：煎煮补膏要用文火慢煮。先把药材加水，浸泡二小时以上，煮开后煎半小时到一小时，将药汁倒出；加水第二次煎一小时，将两次的药汁合在一起，煎煮浓缩到滴水成珠为度，再加胶及调味剂收膏。一般处方可按常规方法煎煮。

服用方法：补膏每日清晨或早晚饭前空腹服用一到二次，每次一匙。一般人参（生晒参、西洋参）每日服用 3-9 克，空腹分多次煎服。也可研粉吞服，每次 0.5-1 克，日服两次。药有偏性，不能过量服用，急于求成，急补过头反而会产生副作用，这也是服补品过程中最禁忌的。

服用后不适对策：

1. 有气滞的人，服人参、党参、黄芪等补气药后可能出现头晕、头胀、胸闷、腹胀、食欲不振等，停止服用，可饮些浓茶、萝卜、陈皮等食品或服用保和丸，严重者可用中药莱菔子9克煎水服。

2. 服用龟板、鳖甲、地黄、阿胶等滋阴药后，如出现中上腹闷胀、胃口不好、恶心、身重困倦、舌苔粘腻等症状，一方面停止服用，另一方面可用一些醒胃、化湿、消导的药，如陈皮、佛手片、白豆蔻、砂仁、山楂、神曲等煎服。

3. 服温阳药，如鹿茸、高丽参(红参)、附子、牛鞭子、狗肾等补品，出现升火、烦躁、失眠、血压升高、口干口苦、大便干结等症状时，除了立即停服外，还可用一些养阴泻火的药物来纠正，如知柏地黄丸等，如果情况严重，还要及时就医。

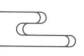

四季背后的故事

◎李海峰

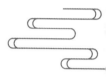

"如果冬天来了，春天还会远吗？"为什么冬天之后必然是春天呢？《黄帝内经》中又是如何看待春来秋往的四季轮回呢？

我们今天已知，因为地球的自转，所以白天能看见太阳，晚上却不见阳光。因为太阳直射在一年中的游移变化，所以才有了一年四季。古人虽然不清楚这个道理，但他们却很智慧地把这种现象用阴阳的变化来解释。太阳昼出夜入，所以白天阳气有从生到盛再到衰的过程，与之相对应，夜间阴气也有从生到盛再到衰的过程。昼夜的轮回过程，就是阴阳往复盛衰的过程。积日成年，一年之中阴阳的盛衰就表现为四季的变化。《素问·四气调神大论》中载："春三月，此谓发陈，天地俱生，万物以荣……夏三月，此谓蕃秀，天地气交，万物华实……秋三月，此谓容平，天气以急，地气以明……冬三月，此谓闭藏，水冰地坼。"发陈、蕃秀、容平、闭藏正是阴阳之气在四季的变化特点。

春三月，是指从农历的正月到三月。这一阶段天气开始转暖，空气中弥漫着春天的气息。"碧玉妆成一树高，万条垂下绿丝绦。不知细叶谁裁出，二月春风似剪刀。"正是形容这春意盎然、万物欣欣向荣的场景。那么是谁导演了这一切呢？是阳气。冬天时，阳气潜伏在树根、地下、人和动物的体内，至春天则蓬然勃发，上升发散于外。在阳气的作用下，种子发芽破土，树木抽出新枝，动物四处游弋，而人们去踏青郊游，少年们一个劲地蹿高，整个世界都显现出一种新的姿容。

这之后，太阳越来越酷烈，偶然有一阵暴雨雷电，但很快就过去，又是烈日当空，夏三月来临了。江南地区的初夏又是另一番景象，"黄梅时节家家雨，青草池塘处处蛙。"梅子熟时，阴雨连绵，出梅往往就到了盛夏。草木繁茂，绿树成阴，繁花似锦，果实初结。古人认为夏季阳气昌盛于外，所以呈现出一派繁盛景象，而暴雨雷电是天地阴阳之气交会的结果，树木阴阳气交则开花结果。夏至这一天很特殊，天地的阳气旺盛到了极点，在这一天盛极而衰，而阴气始生。

夏至之后四十五天，正好是立秋日，阴阳的形势发生了逆转，阴气超过了阳气。仿佛一夜之间，落叶就铺满了马路。在丰收的秋日，草木悄然收起了所有的繁华，夏日那丰盛的景况，渐渐消逝，所有的喧嚣和躁动都平定下来。秋天里，阳气收敛下降，水汽也不再如夏日般纷纷蒸腾化云，所以万里无云的日子就频繁了许多。草木精华渐渐归入根中，枝头变得空荡荡的，而一些根茎类的食物如山药、红薯等则渐入收获季节。

终于秋风变成了北风，凛冽的寒冬使江湖结冰、土地冻裂、熊蛇冬眠，阳气闭藏于内，默默积蓄着力量，等待着春日的再度升发。冬至是冬季最特殊的一天，因为这一天阴气盛到极点，同时预示着盛极而衰，阳气始生。人的生命在冬至这一天会特别脆弱，危重的病人容易病情恶化甚至死亡。

一年四季就这样在阳气的升发、旺盛、收降、闭藏中轮回，在这周而复始的循环中，万物得以生长、繁茂、凋亡。四季阴阳的这种变化规律，与古人的生存与生活息息相关，决定了稻谷的长势和收成，对于农耕民族至关重要；适当的阳光和雨水，决定了牧草的生长是否繁茂，这直接影响到以畜牧为主的游牧民族生活。

因此，中国古人们不仅密切地观察气候的变化，把一年分为四季，更细分为二十四节气，而且进一步探求气候变化的原因，把它归因于阴阳的变化，甚至还希望能够掌握阴阳变化的规律，最终掌握自己的生命。所以，《素问·生气通天论》说："夫自古通天者，生之本，本于阴阳。"

岁暮养心

◎潘华信

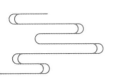

安居乐业之后，老友相聚一改前几年时尚的恭喜发财等祝福语，统统变成互相嘱咐保重身体了。冬天来临，进补、买参茸、吃膏方，似乎成了城市居民养生保健风向标。

月前一位友人要买人参，我陪她到淮海路上一家著名中药店，挑了一盒近千元的朝鲜白参，仍意犹未尽，还在橱窗中寻寻觅觅。盘根虬曲，须茎修蔓的野山参着实吸引住了她的目光，经不起诱惑，又买了一支，乐滋滋的她，参汤未入口，先已补在心头了。

这种快乐心态的获得，其实比吃了参汤更补、更有劲道，接着吃饭更香，睡觉安稳。第二天起床，精神焕发，一声长吁：哦！到底人参有效果。转眼一笑，哑然失笑，买来人参尚未拆封哩。

我则有点阿Q式精神，什么补品都不沾唇，不稀罕参茸燕草，只相信自己。退休虽久，身体依旧，靠什么？靠在日常生活中的随时捕捉喜悦甘醇的心态。

倘使忽视了心境的自我补益，便是养生这个课题中的重大缺失，对这个大有利于健康的精神补品置之不理，岂非"暴殄天物"？《黄帝内经》说："恬淡虚无，真气从之，精神内守，病安从来。"说的是清静无为可以增强体质，抗御疾病。看起来似乎有点玄，难以捉摸。联系实际说白了，可以用"知足"两字来概括。什么是《老子》中所谓的"祸莫大于不知足"？王冰疏为："盖非谓物足者为知足，心足者乃为知足矣。"在心不在物，在心态之从容宁静，淡定闲适，不在银行存折上数字后面有多少个零，不在名下有几套商品房，是故"美其食，任其服，乐其俗，高下不相慕"，吃青菜淡饭，穿布衣，居陋巷仄室，也有滋有味，自得其乐，不攀比，不妄作，于是心平气和，百脉调融，五脏固密，六腑通畅。西医注射预防针，是特异的，针对某特定的细菌病毒；养心补益是非特异的，它能全面帮助机体建立、修复、完善自身的御病网络，增强体质，让生命延续，青春长驻，人人可为，何乐而不为呢？

　　窗外北风凄紧，岁暮寡欢，我围着暖炉，呆坐在客厅沙发上，沏一杯龙井，在袅袅升起的茶雾中，杂事不想，清心澄虑，自侃为"养心"。正所谓："冬日在骨，蛰虫周密君子居室。"其殆类欤？想到养生，不敢自秘，遂拉杂如上。

四季养生图

◎陈佳菁

春季节气养生

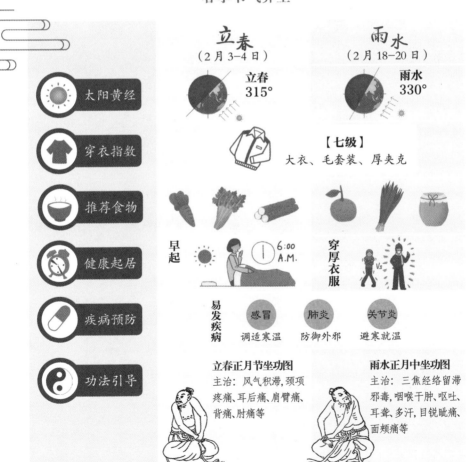

太阳黄经

穿衣指数

推荐食物

健康起居

疾病预防

功法引导

立春
（2月3-4日）

立春
315°

雨水
（2月18-20日）

雨水
330°

【七级】
大衣、毛套装、厚夹克

早起

6:00 A.M.

穿厚衣服

易发疾病

感冒
调适寒温

肺炎
防御外邪

关节炎
避寒就温

立春正月节坐功图
主治：风气积滞、颈项疼痛、耳后痛、肩臂痛、背痛、肘痛等

雨水正月中坐功图
主治：三焦经络留滞邪毒，咽喉干肿、呕吐、耳聋、多汗、目锐眦痛、面颊痛等

惊蛰 （3月5-6日）	春分 （3月20-21日）	清明 （4月4-6日）	谷雨 （4月19-20日）

惊蛰
345°

春分
0°

清明
15°

谷雨
30°

【六级】
毛衣、风衣、
毛套装、西服套装

【五级】羊毛衫、西服套装、马甲＋夹克配长裤

【四级】针织长袖衬衫＋背心、长裤、薄套装

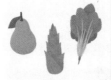  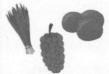 

开窗通风

出门散步

勤晒被子

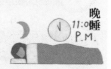
晚睡
11:0
P.M.

胃溃疡
减酸增甜
饮食清淡

流感
远离感染源
生活规律
坚持锻炼

高血压
调神畅情
学会制怒

健康小贴士
1. 戒烟、少喝酒及咖啡
2. 远离过敏源、远离人群密集场所
3. 饮食宜清淡、营养且易消化，少吃油腻煎炸及辛辣刺激的食品
4. 调适寒温
5. 睡眠充足，运动身体
6. 保持心境平和

惊蛰二月节坐功图
主治：腰脊脾胃蕴积邪毒，目黄口干、齿鼻出血头风面肿喉痹暴哑目暗羞明，鼻不闻臭，遍身疙瘩等

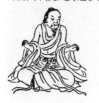

春分二月中坐功图
主治：胸部肩背经络虚劳邪毒，齿痛颈肿、寒栗热肿、耳聋耳鸣、耳后肩臂痛，皮肤肿胀瘙痒

清明节三月坐功图
主治：腰脊肠胃虚邪积滞，耳前热、苦寒、耳聋咽痛、颈项肩臂疼痛，腰软等

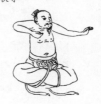

谷雨三月中坐功图
主治：脾胃痞块瘀血、目黄、鼻衄、颊肿、颌肿、肘臂外侧　肿痛,掌中热等

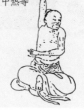

夏季节气养生

孟夏

立夏
（5月5-6日）

小满
（5月20-22日）

太阳黄经

 立夏
45°

 小满
60°

推荐食物

苦酸咸辛 ✓
甜 ✗

苦	苦瓜、苦荬、茶
酸	番茄汤、山楂、酸梅汤
咸	盐汽水、菜中适量多放盐
稍辛	补肺气、祛温、散热开胃

健康起居

早睡早起
22：00-6：00
适量午饭
可续有午睡≤30分钟

衣服
透气吸湿、款式宽松
深红、藏青（防晒）
凉鞋

疾病预防

❶
安定守神
预防情绪中暑

❷
环境高温抑胃
胃肠免疫功能减弱
容易腹胀、急性肠胃炎

功法引导

立夏四月节坐功图
主治：风湿留滞、经络肿痛、臂肘挛急、腋肿、手心热、嬉笑不休等

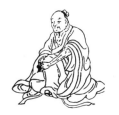

小满四月中坐功图
主治：肺腑蕴滞邪毒，胸胁支满、心悸怔忡、面赤鼻赤目黄、心烦作痛、掌中热等

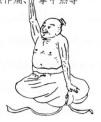

仲夏		夏季	
芒种 （6月5－6日）	**夏至** （6月21－22日）	**小暑** （7月6－8日）	**大暑** （7月22－23日）

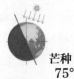
芒种
75°

夏至
90°

小暑
105°

大暑
120°

清暑降温	**清淡营养易消化**	**水　果**	**调　料**
绿豆、扁豆、 菊花、赤豆、百合 绿茶、冬瓜、丝瓜	青菜、瓜类、豆类、 蛋、精肉	西瓜、甜瓜、李子、 杨梅、桃杏 草莓、荔枝	姜、蒜

| 合理降温
空调26℃
保持空气流通
常备藿香正气水 | 暑邪伤津
少吃冷饮
喝温开水 | 环境温度增加
微生物易繁殖
注意防潮
多沐浴 | 游泳
竹林漫步
健走　睡后易着凉
热伤风 |

❸	❹	❺	
注意饮食卫生 食物洗净加热	出行防晒 工作安作	汗多，血黏度增加 体表血流增加 增加心脑血管病风险 如心悸，胸闷，气短	三伏灸　7.12初伏 7.22中伏 8.11末伏

芒种五月节坐功图
主治：腰肾蕴积虚劳，咽干、胃痛、目黄胁痛，消渴、善笑善惊善忘、上咳吐、下气泄、身热股痛、心悲、头项痛、面赤等

夏至五月中坐功图
主治：风湿积滞、腕膝痛、肩臂痛、掌中热痛、两肾内痛、腰背痛、身体困重等

小暑六月节坐功图
主治：腿膝腰髀风湿，咽干、喘咳、小腹胀、半身不遂、健忘、脱肛、手腕无力、喜怒无常等

大暑六月节坐功图
主治：头项胸背风毒，咳嗽、气喘、心烦、胸满、手臂痛、掌中热脐上或肩背痛、汗出中风、尿多、皮肤痛麻、悲愁欲哭、畏寒发热等

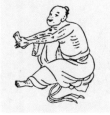
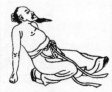
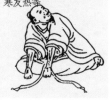

秋季节气养生

初秋

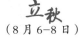

立秋
（8月6-8日）

处暑
（8月22-24日）

 太阳黄经

 立秋 135°

 处暑 150°

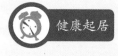 推荐食物

甘淡湿润增酸

补脾肾　②菜汤　果汁
养肺润肠　开水　淡茶
养肝气　①蜂蜜　芝麻

减 辛

减辛以平肺气
少食葱姜蒜辣等

避 苦

苦燥伤津

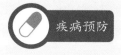 健康起居

秋老虎天气
湿热较甚
免疫力下降
易伤风感冒

昼夜温差起伏大
一场秋雨一场凉
气候逐渐干燥

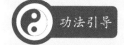 疾病预防

过敏性疾病

便 秘
①注意饮食，少食辛涩
②调精神，慎起居
③服用本书食疗方
呼吸系统疾病

功法引导

立秋七月节坐功图
主治：补虚益损，祛腰积气、口
苦、善太息、心胁痛、不能反侧、
面尘体无泽、足外热、头痛、颔
痛等

处暑七月节中坐功图
主治：风湿留滞，肩背痛、胸痛、
脊膂痛、胁肋髀膝经络外至胫绝
骨外踝前及诸节皆痛、少气、咳
嗽、喘渴上气，胸背脊膂
积滞之疾

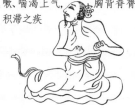
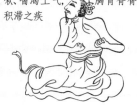

仲 秋		深 秋	

白露 （9月7-8日）	秋分 （9月22-24日）	寒露 （10月7-9日）	霜降 （10月23-24日）
 白露 165°	 秋分 180°	 寒露 195°	 霜降 210°

当季蔬菜 胡萝卜、冬瓜、藕、南瓜 银耳、海带、紫菜 豆芽、豆腐、豆浆、花生

当季水果 梨、柿、柑橘、荸荠 香蕉、柚子、龙眼 石榴、无花果

调料 少食葱姜蒜韭辣 等，清淡为主

神气内敛
收私心欲念
保持清净安宁
平日以喜胜悲
运动娱乐以舒畅情志

水果不宜与海味同吃
多吃新米粗粮
多喝水、宜节食、忌饱食

早睡早起
适当午休
防"暑""燥""寒"

秋 燥
皮肤干涩、毛发脱落、口干眼涩
①生活规律
②增加空气湿度，放置花草

中风预防
大便干结不通,肠道传染病、反酸、腹胀、腹泻
①精神愉快,避免紧张、焦虑等
②加强体锻
③饮食：温软淡素,易消化,少食多餐
④随气候增减衣物

中风预防
①生活规律,行动宜缓
②保暖防寒,防秋凉刺激
③饮盐开水
④多食水果蔬菜

白露八月节坐功图
主治：风气留滞腰背经络,洒洒振寒,恶人与火,闻水声则惊狂,虐,汗出,鼻衄(喎)唇疹,颈肿,喉痹不能言,呕吐等

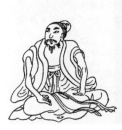

秋分八月中坐功图
主治：风湿积滞,腹大水肿,膝膑肿痛,膺乳气冲,股胫外侧痛,遗尿,腹胀,消谷善饮,胃寒喘满。

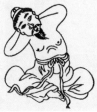

寒露九月节坐功图
主治：风寒湿毒之邪侵犯胁腋经络,动冲头项,背脊痛,目黄流泪,鼻衄,霍乱等

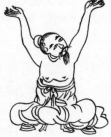

霜降九月中坐功图
主治：风湿痹邪侵犯腰腿,邪不能曲,小腿裂痛,颈、背、腰、臀痛,肚脐突出,肌肉萎缩,大便脓血,小腹胀痛,小便不利,久痔脱肛等

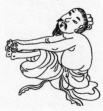

冬季节气养生

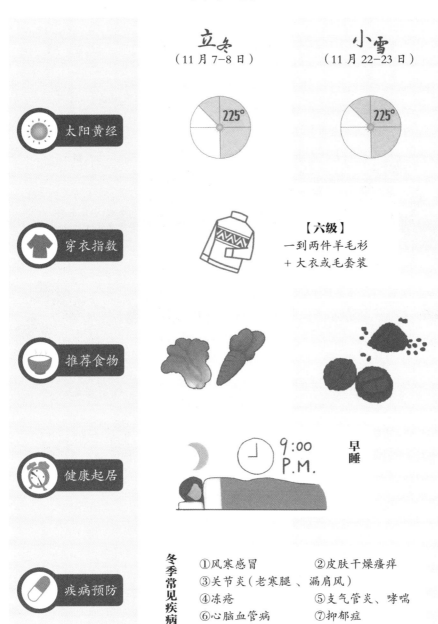

太阳黄经 — 立冬（11月7-8日）225° 小雪（11月22-23日）225°

穿衣指数 — 【六级】一到两件羊毛衫＋大衣或毛套装

推荐食物

健康起居 — 9:00 P.M. 早睡

疾病预防 — 冬季常见疾病：①风寒感冒 ②皮肤干燥瘙痒 ③关节炎（老寒腿、漏肩风）④冻疮 ⑤支气管炎、哮喘 ⑥心脑血管病 ⑦抑郁症

大雪 （12月7-8日）	冬至 （12月21-23日）	小寒 （1月5-6日）	大寒 （1月19-21日）
255°	270°	285°	300°

【七级】
棉衣、冬大衣、
皮夹克

【八级】
棉衣、冬大衣、皮夹克、
内着衬衫或羊毛内衣＋
毛衣再外罩大衣，年老
体虚者尽量少外出

固护阳气
（午睡） →

晚起

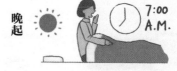
7:00
A.M.

预防六大心得

一、出门穿戴厚，保暖又防病
二、保护皮肤，积极补水
三、戴上护膝，保护关节
四、每天开窗，通风换气
五、心血管病人，上午尽量别出门
六、保持心情舒畅，更益健康

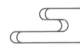

四季药膳坊

◎叶 进

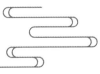

（一）春季药膳

《黄帝内经》记载："春三月，此谓发陈，天地俱生，万物以荣……"春天是充满生机的季节，但同时春天也是气候多变、阴晴不定的时节。民以食为天，让我们先从膳食入手，讲讲如何通过日常饮食补充正气，预防感冒。

补气扶正抗感冒——黄芪汽锅鸡

汽锅：云南建水一种特色锅具，也可用一般锅代替。

组成：黄芪片 20 克，子母鸡 1 只（未生蛋的小母鸡），葱、姜、食盐、料酒、味精、花椒水各适量。

功效：补中益气，补精填髓。

适用对象：内伤劳倦，脾虚气弱者。

烹制与食用：将子母鸡宰杀，去毛和内脏，剁成 3.3 厘米见方的块，放入沸水中烫 3 分钟，捞出，洗净血沫，装入汽锅内；加入葱、姜、食盐、味精、绍兴酒、花椒水（约 30 粒花椒，半碗水煮开）等。将黄芪片洗净，也放入汽锅内，盖上盖，上笼蒸 3 小时，取出，拣去葱、姜、黄芪即可当菜食用。

点评：鸡肉富含蛋白质及不饱和脂肪酸等，营养丰富、味道鲜美，能补五脏之虚，对脾胃虚弱者更为适宜。黄芪补气之力甚佳，为治气虚倦怠之要药。两者相合，益气补虚之功增强，是气虚体弱、易感冒者的调补佳品，亦可作进补季节的家常药膳。这道药膳偏于补气扶阳，故凡气滞湿阻、食滞胸闷、热毒疮疡、表实邪盛及阴虚阳亢、阴虚火旺者，不宜食用。此外，鸡尾部有个法氏囊，是淋巴器官，其中可能有病菌及癌细胞，应去掉不用。

补气扶正抗感冒——莼菜黄鱼羹

组成：莼菜 15 克，黄花鱼 500 克。

功效：健脾益气，利湿和胃。

适用对象：脾胃虚弱，少食不饥，倦怠乏力者。

烹制与食用：将莼菜、黄花鱼洗净，同入锅内，煮浓汁服食。

点评：莼菜又名屏风、水芹等，滑嫩不腻，清香可人，味甘性寒无毒，入肝脾二经，可清热利水、消肿解毒。其含有蛋白质、维生素、多种糖类和多种氨基酸等，所含亮氨酸、谷氨酸、天门冬素是构成人体血浆蛋白的主要成分，可益血安神、促进胃液分泌。黄鱼性味甘咸，有开胃益气、填精、调中止痢、明目安神等功效。蛋白质、磷、碘等含量颇高，鲜味独特，可增进食欲，此菜与此鱼共用，既醇香味美，又可健脾和胃，但应注意黄鱼多食易生痰，发疮助热。

补气扶正抗感冒——补虚正气粥

组成：黄芪 30 克，人参 5 克，粳米 100 克。

小贴士

　　春季阳气生发，适合食用清淡粥类。一方面便于消化，能够帮助肠胃适应季节变化；另外，也能补充春燥损失的水分。加入药材则能无病防病，有病促进恢复。

功效：补元气，疗虚损，健脾胃，抗衰老。

适用对象：气虚者。

烹制与食用：先将黄芪、人参切成薄片，用冷水浸泡半小时，入砂锅煎沸，后改小火煎成浓汁后将汁取出，再如上法煎取第二汁。将一、二汁合并后，同粳米加水煮粥。每日早晚2次，每次1碗，空腹食用。5天为1个疗程，可加少许白糖。

点评：黄芪和人参皆为补气佳药。人参善补五脏之气，守而不走。黄芪补气善走肌表，走而不守。两药相合，具有更强的补气作用，有"人参养气，无黄芪而力弱"之说。人参与黄芪，一走一守，内外兼顾，一切气虚不足之证均可使用。如脾胃气弱，消化不良，食少便溏，倦怠乏力，用参、芪能鼓舞中气，健脾助运；中气不足，气虚下陷之胃下垂、子宫脱垂者，用参、芪能益气升阳举陷；肺虚卫弱，动则气喘汗出，易感冒者，用参、芪能补气固表，预防感冒；心虚气怯，心慌心悸者，用参、芪能补心助脉。其他如久病本虚，以及脾不统血之出血，气虚发热等均可以参、芪相配使用。但需注意，本品不宜服用时间过长或用量过大，以免造成气壅。另伤风感冒，内热较甚以及湿困、食滞者，不宜服用。

风寒感冒——葱豉汤

组成：连须葱白30克，淡豆豉10克，生姜3片，黄酒30克。

功效：祛风散寒，解表和中。

适用对象：风寒感冒者。

烹制与食用：将葱白、淡豆豉、生姜入锅，加水500毫升，煮沸，再加黄酒，煮沸即可。每日2-3次，热服，服后盖被取汗。

点评：葱能祛风解表，发汗通阳；生姜能解表散寒，二者都有健胃作用，均是自古以来极为常用的药食相兼之品；豆豉能解表除烦；黄酒能温通气血、舒筋通络。诸品合成轻散解表之方，对外感风寒之轻证最为适宜。

风寒感冒——神仙粥

组成：生姜 5 克，连须葱白 5-7 茎，糯米或粳米 100 克，米醋 15 毫升。

功效：发散风寒，温中止呕。

适用对象：风寒感冒、胃寒呕吐者。

烹制与食用：姜、葱白洗净，米淘净。米、姜放入锅内，加清水适量，用武火烧沸，放入葱白，等粥成时，加入米醋，稍煮即可，趁热食用。

点评：神仙粥是解除风寒感冒颇为有效的食治方。方中生姜、葱白既是常食之物，又是中医临床上惯用的中药。生姜、葱白如上二方所言。米醋，古时称"苦酒"，是一种食用调味剂，中医认为它有解毒作用。据临床报道，醋的确有很好的防治流行性感冒的功效，经试验，食醋蒸熏对流感病毒具有良好的杀灭作用，尤其是对甲型链球菌、卡他球菌。三药合用，再加煮制科学，治疗感冒效果显著，故人们称其为"神仙粥"。本粥治疗感冒一定要趁热食用，最好服后盖被静卧，避免风寒，以微微汗出为佳。如属风热感冒，高热烦躁，怕热不怕冷的病人，不宜选用。在煮制方法上，米醋要后放，不宜久煮。

发热头痛——清炒竹笋

组成：竹笋 250 克，葱、姜、盐、酱油、味精、植物油各适量。

功效：清热解毒。

适用对象：小儿痰热惊风，以及发热头痛、妊娠眩晕等病人。

烹制与食用：竹笋剥去皮，选取嫩的部分，切成薄片或丝备用。烧热锅，放植物油，油烧至九成热时，放葱入锅煸香，然后将竹笋、姜、盐放入锅，翻炒至笋熟，加味精，再翻炒几下，起锅装盘，可作菜用。

点评：竹笋甘、寒，能"消痰，除热狂，壮热头痛，头风，并妊妇头旋颠仆，惊悸，温疫，迷闷，小儿惊痫"等。不仅有疗病之功，也是人们日常爱吃的菜蔬之一，且以肉厚、鲜嫩者为佳品。竹笋含有多种氨基酸，脂肪与糖的含量较低，纤维素含量较高，对肥胖症与高脂血症病人亦是有益的食品。不少本草书说笋为发物，故慢性病者慎食。

风寒头痛——川芎白芷炖鱼头

组成：川芎3-9克，白芷6-9克，花鲢鱼头1个（约300-500克），生姜、黄酒、葱适量。

功效：祛风活血。

适用对象：男女头风，四肢拘牵痹痛等病人。

烹制与食用：将川芎、白芷装入纱布袋，扎紧口。将鱼头与药袋一同入锅，加清水适量，煮沸，加生姜、黄酒，煮沸后改为小火炖。食时略作调味。每日1-2次，佐餐用。

点评：《日华子本草》记载，川芎能"治一切风"，诸风上攻、头目昏重、偏正头痛，皆可用之。白芷能"疗风邪""头痛、头眩、目痒"等症。民间有"川芎白芷去头风"之说。花鲢鱼又名胖头鱼，肉肥嫩，营养好，有暖胃、益脑、去头眩、强筋骨的功效，对风邪所致的头晕眼花和产后头痛、眉棱骨痛、头晕等都有治疗作用。三物同用，是一道实用有效的家常药膳。

（二）夏季食疗养生

夏季烈日炎炎，雨水充沛，万物繁茂。正如《素问·四气调神大论》中说："夏三月，此谓蕃秀。天地气交，万物华实。"人在气交之中，故亦应之，新陈代谢加快，排汗增多，消化功能减弱。所以，夏季饮食养生要顺应夏季阳盛于外的特点，采用有清热解暑、健脾除湿功效的药膳帮助人体保持平衡，可减少夏季常见肺系、脾系疾病危害。

夏季热浪滚滚，如何清热解暑？生津止渴是为常法，食用适合夏季的汤羹饮食亦能帮助人体保持平衡健康，预防夏季疾病，让大家安然度过炎热夏季。

荷叶冬瓜汤

组成：鲜荷叶 1 张，鲜冬瓜 500 克，食盐适量。

功效：清热解暑，利尿除湿。(《饮食丹法》)

适用对象：夏季心烦口渴，小便短赤者。

烹制与食用：将荷叶、冬瓜放入锅内，加水适量，煲汤，并用食盐调味。

点评：荷叶苦平，清凉解暑、止渴生津，治泻痢、解火热。冬瓜甘、淡，凉，能清心火、泻肝火，利湿祛风、消肿止渴、解暑化热。两味合用，既能清热解暑，又能利尿除湿，不失为一款适合夏日常用的汤品。

生芦根粥

组成：鲜芦根 100 克，竹茹 15 克，粳米 100 克。

功效：清热生津，止呕。(《食医心鉴》)

适用对象：夏季胃热引起的口渴、呕吐，肺热、咳喘、痰热等病人。

烹制与食用：粳米淘净。芦根洗净，切小段。芦根与竹茹放入锅内，加适量清水，用武火烧沸，再转用文火煮 15 分钟。去渣留汁，然后将粳米、药汁一同入锅，煮成粥。每日 1 次，建议早晨空腹食用。

点评：芦根是常用中药，夏季菜场中就能买到，其性味甘寒。据《本草经疏》记载："芦根味甘气寒而无毒，甘能益胃和中，寒能除热降火。热解胃和，则津液流通而渴止矣……火升胃热，则反胃呕逆不下食，及噎哕不止。甘寒除热安胃，亦能下气，故悉主之也。"芦根既能清胃热，又能泄肺热，生津止渴。故医家治肺胃郁热之证，常用本品作辅助之药。竹茹与芦根作用相似，清肺化痰、清胃止呃，也是治疗肺热咳嗽、咯黄痰以及胃热吐逆之症的有效药，并常用于妊娠呕吐。芦根、竹茹同粳米一并煮粥，能相得益彰，增强疗效，同时减少对胃的刺激，养胃和中。但是要注意，胃寒呕吐、肺寒咳嗽者，不宜选用。

白扁豆粥

组成：白扁豆 60 克，粳米 30 克。

功效：健脾养胃，清暑止泻。(《延年秘旨》)

适用对象：脾胃虚弱，食少呕吐及慢性肠炎泄泻、暑湿泻痢者。

烹制与食用：取白扁豆与粳米同煮，将扁豆煮至烂熟。早晚均可食用，有辅助食疗之功。

点评：白扁豆是日常生活中常见豆类，其味甘平，有清暑化湿、健脾和中的功能，并含有多种营养成分与微量元素，如蛋白质、脂肪、钙、磷、锌、铁等。但是，扁豆含有一种凝血物质和溶血性皂素，若未煮熟就食用，会引起中毒。所以将扁豆与粳米煮粥，能使米熟豆烂，不仅能提供人体必需的营养成分，也不会引起中毒，还可以增强扁豆的补脾作用。对夏季常见的脾胃虚弱、饮食减少、呕吐泻痢，有一定疗效。

赤小豆粥

组成：赤小豆 50 克，粳米 200 克，盐、味精各少许。

功效：健脾胃，利水肿。(《日用本草》)

适用对象：湿重，肥胖，脚多湿气者。

烹制与食用：赤小豆、粳米分别淘净，待用。赤小豆人锅，加清水，煮至三成熟，再放粳米同煮成粥，最后放盐、味精搅匀即成。每日 2 次，作早、晚餐用。

点评：赤小豆，既可食用，又可药用，主要功能是利水、解毒。其药性平缓，一般认为，药用时需多服、连服，方可奏效。粳米健脾补气、益五脏，与赤小豆同煮为粥，不仅有利水之功，而且有健脾之效。赤小豆具渗泄之性，故本粥还可用于老年肥胖症者，但是津枯血燥、消瘦、多尿之人不宜食用。

马齿苋绿豆汤

组成：鲜马齿苋 120 克，绿豆 60 克。

功效：清热解毒，杀菌止痢。(《饮食疗法》)

适用对象：细菌痢疾者。

烹制与食用：将鲜马齿苋与绿豆同煎汤。每日服 2 次。

点评：马齿苋清热解毒，入大肠径，为治痢疾要药。有临床报道称，用马齿苋煎剂治疗急慢性菌痢疗效良好，对急性病例的疗效尤为满意。绿豆是家常食品，有清热解毒的功效，也能治"热痢"，与马齿苋相配，有增强杀菌、解毒、止痢的作用。但慢性腹泻者，本品不宜食用。

(三)秋季药膳

秋冬要进补，先从饮食起。秋季的特点是由热转寒、阳消阴长，针对季节特点需遵循"养收"的原则，饮食保健当以润燥、益气为中心，以补肝清肺、健脾为主。建议大家顺应节气，根据所需分时调养。

滋阴润燥——沙参玉竹烫老鸭

组成：沙参 50 克，玉竹 50 克，老雄鸭 1 只，葱、姜、味精、盐各少许。

功效：补阴养肺。(《饮食疗法》)

适用对象：肺阴虚咳喘，中老年糖尿病，胃阴虚性慢性胃炎，津亏肠燥导致便秘者。

烹制与食用：将鸭宰杀，去毛和内脏，洗净。将鸭放入砂锅或搪瓷锅内，再放沙参、玉竹及葱、姜、清水适量。武火烧沸后，转文火焖煮 1 小时以上，至鸭肉熟烂，放盐、味精搅匀即可食用。

点评：沙参、麦冬均能养阴，长于润肺益胃。鸭鸡富含蛋白质、脂肪、糖类、维生素等，营养价值很高。但鸭为水禽，性偏凉，有滋阴养胃、利水退肿的功效，与沙参、麦冬合用，对肺胃阴虚者甚为适宜，而体质虚寒、脘腹冷痛、大便溏薄、痛经者不食为宜。

润肺止咳——炖蜜川贝

组成：蜂蜜10-20克，川贝9克。

功效：润肺、滋阴止咳。(《补品补药与补益良方》)

适用对象：肺阴虚久咳，痰少黏稠，咽喉干燥者。

烹制与食用：隔水炖川贝至熟烂，食川贝。

点评：蜂蜜性味甘平，含有丰富的磷、钙、铁、锰等物质，被誉为"健康之友"，可润肺止咳、润肠通便、滋养补中、解毒止痛，还可增强抵抗力。但"甘能使中满"，故痰湿内盛、中满痞胀及肠滑易泻者忌用。切记不宜吃生蜜，因蜂种、蜜源环境不同，化学组成差异很大，应防食物中毒。川贝为润肺散结、止咳化痰之良药，其川贝母碱等成分有降压作用。川贝与蜂蜜两者共食，滋肠润肺、止咳化痰，且食用方便、味道鲜美。

润肺止咳，养心安神——百合粥

组成：鲜百合50克(干品30克)，粳米100克，冰糖适量。

功效：润肺止咳，养心安神。(《本草纲目》)

适用对象：肺热、肺燥干咳，热病恢复期余热未清、精神恍惚、坐卧不宁，神经衰弱，肺结核，更年期综合征等病人。

烹制与食用：百合洗净，去皮(干百合磨粉)，备用。粳米淘净，入锅，加适量水，用武火烧沸后用文火熬至半熟；将百合加入，同煮成粥。再加糖即可。随意食。

点评：百合甘寒，入心肺经，能清肺润燥、养阴安神。《金匮要略》以百合为主药，治疗心肺阴虚内热所致的"百合病"，效果颇佳。据近代研究显示，本品含蛋白质、脂肪、维生素等多种营养成分及多种生物碱，有止咳、抗组织胺、升高白细胞等作用。百合也是人们常用的食品，稍有苦味，放入冰糖即可。平时可将本粥作养生保健之品常食，但风寒咳嗽、阳虚中寒、大便溏泄者忌用。

润肠健胃——苹果汤

组成：苹果 2 个，瘦猪肉 125 克，清水 2 碗。

功效：润肠健胃，生津止渴。（《强身食剂》）

适用对象：消化不良，或便秘、口干渴者。

烹制与食用：苹果去皮，切片。猪肉洗净，切薄片。用清水煮苹果片，水滚后，加猪肉煮至肉烂。调味后食用。

点评：苹果有"水果之冠"之美称，性凉味甘微酸，含碳水化合物、果酸、蔗糖、葡萄糖、钙、磷、铁、维生素及少量蛋白质、胡萝卜素等。但苹果不宜与海鲜同食，否则易引起腹痛。苹果可健肝开胃、润肺止咳、生津止渴，除烦解暑。猪肉味美易食，含有丰富的动物性蛋白。可滋阴润燥、补肾养血。主要含蛋白质、脂肪、碳水化合物及钙、磷、铁、维生素等。《本经逢原》指出猪肉"精者补肝益血"。二者合用，果类与肉类相掺，果去肉之腻，肉加果之润，故相得益彰。

润肠通便——松仁粥

组成：松仁 15 克，粳米 30 克。

功效：润肠通便。（《本草纲目》）

适用对象：老年气血不足或热病伤津引起的大便秘结者。

烹制与食用：粳米淘净，松仁和水研末作膏。先煮粳米粥，候熟，加松仁膏入粥，煮二、三沸即成。每日 3 次，空腹食。

点评：松子仁自古就被视作仙家食品，唐代《海药本草》中载"久服轻身，延年不老"，《本草纲目》指出本品可"补不足，润皮肤，肥五脏"。松子味甘而香，含蛋白质、不饱和油脂、矿物质，营养丰富，既是人们喜爱的休闲食品，又有保健祛病之功。现代研究认为，松子有预防心血管疾病、强健关节、延缓衰老的作用。以松子煮粥，有补虚、润肺、滋液、润肠的功效。中老年体质虚弱者可常食之，但大便溏薄者不宜食用。

（四）冬季食疗养生

食疗养身饮食不仅是维持生命的必需品，也是预防疾病、获得健康长寿的关键环节。食疗学就是要了解和研究食物的性味、成分、作用，从而可以明确人在日常生活中如何择食以养。《本草求真》指出："食物虽为养人之具，然亦于人脏腑有宜、不宜。"又指出："食物入口，等于药之治病，同为一理，合则于人脏腑有宜，而可却病卫生，不合则于人脏腑有损，而即增病促死。"

保健药膳形式丰富：有饼、糕、馒头、包子、馄饨、汤圆、面、粥等多种类型的米面食品，也可以是有养生作用的饮料如汤、饮、酒、浆、乳、茶、露、汁等。此种良药不苦口，观之形美，食之味佳。同时具有养生保健，或治疗疾病的功效。

食疗需要辨证，在食疗中，应该根据中医理论，对每一病证，归类主要症状，分析其不同病机，辨证的同时结合辨病，在此基础上，确立不同的治疗方法，再选择相应的食疗品。

羊肉羹

组成：羊肉150克，萝卜1只，草果5克，良姜5克，荜拨5克，胡椒5克，葱白3根，姜少许。

功效：益气补肾。（《饮膳正要》）

适用对象：气虚，肾亏，腰腿乏力者。

烹制与食用：羊肉剔去筋膜，洗净后放入沸水锅内焯去血水，捞出后再用凉水漂洗干净，切成约1厘米见方的丁。萝卜洗净，切成约0.5厘米厚的片。草果、陈皮（撕去白芯）、良姜、荜拨用纱布袋装好，扎紧袋口。胡椒拍破，葱白切成段，姜洗净拍碎。将羊肉丁、纱布药袋放入砂锅内，加清水、葱、姜，用武火烧沸后，撇去浮沫，转用文火煨2-3小时，至肉酥烂，捞去药包、葱、姜，略调味即成。每日2次食用。

点评：羊肉为血肉有情之品，性味甘温。名医李杲说，羊肉"能补有形肌肉之气"，与人参同为补虚去弱之良品，而羊肉重在"补形"。羊肉含丰富的蛋白质、脂肪、磷、铁、钙、维生素等，老年、体弱、肾气不足者食之颇为有益，冬令进食尤佳，可促进血液循环，增强御寒能力。方中萝卜既能消羊肉的膻味，又能健脾助运。草果、良姜、荜拨、胡椒等俱能温中散寒。本药膳对气虚阳弱、手足不温、怕冷畏寒者最为适宜，冬季可常食之。但外感时邪，或体内有宿热者忌食；服用泻下药及半夏、菖蒲时不宜食用，恐生他变；也不宜与鱼鲙、乳酪、荞麦面、豆酱、醋同食。

莲子猪肚

组成：猪肚1个，莲实(去芯)40粒，麻油、盐、葱、姜、蒜少许。

功效：健脾益胃，益气补虚。(《医学发明》)

适用对象：少食、消瘦、泄泻、水肿等病人。

烹制与食用：将水发莲实装入洗净的猪肚内，用线缝合后，放入盆内。将盛猪肚的盆放入锅内，隔水炖熟，捞出晾凉，然后将猪肚切成细丝，与莲实一起放入盘内，再将麻油、盐、葱、蒜等放入盘内与猪肚丝拌匀即成。可经常食用。

点评：猪肚即猪胃，味甘性微温，有补虚损、健脾胃之功。莲实亦能健脾，且有固精止泻之功。现代研究发现，莲实含生物碱、蛋白质、脂肪、多糖、微量元素等，有增强免疫功能、抗衰老等功效。两者相合，可使中焦强健，气血生化旺盛，泄泻自止，水肿可退。本品既是疗病之药膳，又是佐餐之佳肴。

鲫鱼羹

组成：鲫鱼250克，淡豆豉、胡椒粉、小茴香粉、橘皮粉、干姜粉各适量，姜、葱、蒜、酱油、料酒、精盐各少许，素油15克，花椒少许。

功效：健脾益气补虚。(《食医心鉴》)

适用对象：脾胃气弱，不能下食，虚弱无力者。

烹制与食用：将鲫鱼去鳞、去肠肚，片去外皮，剔去骨刺，放清水内洗净，再用刀背将鱼肉砸成茸，用水将鱼茸调成糊状。锅内放水及豆豉烧开，将鱼茸倒入再烧开，然后用文火煮 5 分钟，放入胡椒粉、干姜粉、橘皮粉及葱、姜、蒜末、酱油、料酒、精盐再烧开。将素油放在另一锅内加花椒烧开，去花椒将油泼在鱼羹上即可。分餐食用。

点评：鲫鱼是淡水鱼中之上品，其肉鲜嫩。能"和五脏，通血脉"，"温中下气，补不足"。含丰富蛋白质、少量脂肪、碳水化合物及钙、磷、铁等多种微量元素、硫胺素、核黄素、烟酸、维生素 A 及 B 等，是百姓常用的补虚食品。豆豉既可作调味品，又能助鲫鱼健脾利湿。小茴香与胡椒、干姜、橘皮等合用能温中和胃理气，且有调味之功。诸品同烹，别有风味，又具有食疗功效。此外，有鲫鱼不可同鸡、羊、狗肉及猪肝、芥菜同食，亦不宜与中药厚朴、天冬、麦冬、沙参并用的说法；另有研究认为，服抗结核药异烟肼时，不宜进食鲫鱼，否则易致组胺中毒，以上可供参考。

当归羊肉羹

组成：当归 25 克，黄芪 25 克，党参 25 克，羊肉 500 克，葱、姜、料酒、食盐各适量。

功效：养血补虚。(《济生方》)

适用对象：血虚，病后气血不足及各种贫血病人。

烹制与食用：羊肉洗净，将当归、黄芪、党参装入纱布袋内，扎好口。将羊肉与中药一同放入锅内，再加葱、生姜、食盐、料酒和适量的水，武火烧沸后用文火煨炖，直至羊肉熟烂即成。吃肉，喝汤。

点评：当归是极为常用的活血补血之药，能增加红细胞、白细胞、血红蛋白等，有促进造血功能、抗贫血的作用，与黄芪相合是中医有名的补血方剂——当归补血汤。党参与黄芪同为补气要药，中医认为，"气能生血"，故补血方中往往配伍益气之品，药理研究也表明，党参能增加红细胞和血红蛋白。羊肉亦能"补血之虚"。诸品合用，确为补血之良方。

各种失血后，面色萎黄，身体瘦弱，心悸，乏力者用之甚宜。

当归生姜羊肉汤

组成：当归 30 克，生姜 30 克，羊肉 500 克。

功效：养血散寒。(《金匮要略》)

适用对象：血虚有寒，腹中冷痛，妇女产后虚寒腹痛，虚寒性痛经等病人。

烹制与食用：当归、生姜洗净后顺切大片，羊肉(去骨)剔去筋膜，入沸水锅内焯去血水后，捞出晾凉，切成约 5 厘米长、2 厘米宽、1 厘米厚的条备用。取净锅(最好是砂锅)掺入清水适量，然后将切成条的羊肉放入锅内，再下当归和生姜，用武火烧沸，去浮沫，改用文火炖约 1.5 小时至羊肉熟烂即可食用。

点评：本方是有名的食疗经方，自东汉流传至今。方中当归、生姜养血温血散寒，羊肉补虚生血。治血虚有寒诸证，亦可作冬季常食之品。

健康厨房

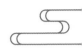

三月荠菜赛灵丹

◎洪丕谟

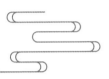

　　唐代，高力士落魄充军，曾写下了《感巫州荠菜》一诗："两京作斤卖，五溪无人采。夷夏虽有殊，气味都不改。"辛弃疾则更有"春在溪头荠菜花"的名句。

　　荠菜又叫护生草、枕头草、清明草等，一年或二年生草本植物，是十字科植物荠菜的带根全草。做菜吃可以把根剪掉，味道鲜美，既开胃，又富营养，所以民谣云："三月三，荠菜赛灵丹。"别看小小荠菜，现代科学分析证实，荠菜中含有丰富的蛋白质、脂肪、糖、胡萝卜素、多种维生素，以及钙、磷、铁等多种微量元素，荠菜中钙的含量，每50克高达1680毫克之多，超过了其他各种蔬菜甚至豆腐的含量，是菜中的补钙佳品。

　　荠菜由于多纤维素，所以一般很少独当一面，大都和其他菜配在一起，做成美味的家常菜，如荠菜肉丝豆腐羹、荠菜炒冬笋等。烹调做菜讲究色香味，荠菜入菜，不但味美，并且清香四溢，色彩鲜明，把它评为菜中尤物，并不为过。荠菜最妙的是还可以做馄饨吃，把荠菜和肉糜做成馅儿包进馄饨，那滋味比起鲜肉馄饨，更加让人惦念神往。

　　荠菜不但可以做菜，滋养身体，起清凉明目、益肝和胃的作用，并且还可连花入药。《现代实用中药》中载："（荠菜）止血，治肺出血，子宫出血，流产出血，月经过多，头痛目痛，或视网膜出血。"此外，荠菜还可以利尿消肿，治疗乳糜尿、痢疾和高血压病。关于荠菜品种的一些情况，李时珍在经过仔细考察后，在《本草纲目》中写下了这样一段文字："荠有大小数种，小荠叶花茎扁，味美，其最细小者，名沙荠也。大荠颗叶皆大，而味不及；其茎硬有毛者，名菥蓂，味不甚佳。并以冬至后生苗，二三月起茎五六寸，开细白花，整整如一，结荚如小萍而有三角，荚内细子如葶苈子；其子名蒫，四月收之。"

宛马总肥春苜蓿　谪人倍忆渍金花

◎张雪丹

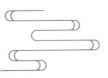

苜蓿，又名金花菜、草头。《食疗本草》谓苜蓿："利五脏，轻身健人。洗去脾胃间邪热气，通小肠热毒。"

苜蓿富含维生素 K，其含量之高，驾乎一切蔬菜之上。其他如维生素 B、维生素 C 也相当丰富，这是一种很有价值的食品。苜蓿种类很多，大多是野生草本植物。国产的苜蓿主要有三种：第一种是紫苜蓿，茎长约六寸，直立，开紫花，豆荚转弯曲。第二种是黄苜蓿，茎不直立，匍匐地上，开黄色花，叶状如镰。这两种都产于北方各省。第三种是野苜蓿，俗名草头，又名金花菜，茎卧地，每一细茎，上有三小叶。我国长江下游有大量野生和栽植的可供食用。

苜蓿每一根细茎上面有叶三齿，如倒心形，前端稍圆或凹入，上部有锯齿，叶的表面呈浓绿色，茎细梗短，以食叶为主。在江浙两省苜蓿生产特多，每逢上市季节，家家户户都把它当作家常蔬菜。

苜蓿可以防出血，一切出血证候，如鼻血、龈血、吐血、便血、子宫出血、肛门出血，西药每用维生素 K，认为有凝结血管的功效。其实维生素 K 在食品中，天然含量最丰富的就是苜蓿。食用苜蓿，当然以新鲜的为最佳，而且味亦隽美。虽然新鲜的苜蓿四季皆有，不过由于气候和地质的关系，产品老嫩不一，不当季时，食用盐渍制的"腌金花菜"，其功效相当。苜蓿可以清内热，是清凉性的蔬菜，进食之后，确能清除内火，尤其在燥热季节，用以佐膳，功效显著，更胜于西洋菜。苜蓿经油炒后，趁热进食，味极鲜美，冷却后进食其味亦佳，有沁人心脾之感。

谈谈健康饮食

◎傅维康

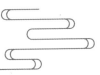

（一）春江水暖"鸭"先知

鸭是中国古人很早就开始豢养的家禽。鸭的名称和某些别名，其由来颇为有趣。春秋时代，对鸟类和禽类之形态与生活习性进行过颇多观察的师旷（春秋时著名乐师、道家），在所撰《禽经》里认为，鸭因鸣叫"呷呷"（读音之一"嘎"gāgā）而得名。鸭的古名"鹜"（读音雾 wù），是指家鸭；"凫"（读音浮 fú），原是指野鸭，但后来也指家鸭。鸭的别名"舒凫"，据清代嘉庆年间进士、考释名物专家郝懿行（1757-1825）的解释："谓之舒者，以其（鸭）行步舒迟也。"宋代陶谷在《清异录》里提到鸭的另一别名"减脚鹅"，他引御史符昭远所说：鸭颇类乎鹅，但是脚短，宜谓之减脚鹅。

虽然，中国古人很早就豢养鸭，但它在中国古代的"六畜"之中却"榜上无名"，一个重要因素可能是鸭比鸡的臊味重，因而人们通常更喜食鸡。在《左传》襄公二十八年（公元前 545 年）记载："公膳日双鸡，饔人窃更之以鹜。"大意为在春秋时代一段时期，齐国官员的饮食待遇：卿大夫每日的菜肴可享食两只鸡，但某期间，饔人（厨师）暗暗地用鹜（鸭）代替鸡。

鸭对人体的保健医疗也体现了它的某些优越性。中医学认为，鸭肉补中、益气、清热、利尿、消水肿、解毒、化痰，鸭性味凉，炎夏季酷热之日，清炖鸭是适于消暑的食品。鸭血煮熟进食，有补血、解毒作用，能帮助清除肠道内的灰尘和金属碎屑。鸭肫（鸭胗）性味甘平，炖食能健胃促消化；鸭内金（鸭肫内壁黄皮、鸭肫内皮）经干燥研碎为粉末（鸭肫散），内服有助消化、治噎嗝、止遗尿。鸭肝有补肝、补血之效。

将鸭与其他食物或药物共烹调，进食后能分别取得不同治疗效果，诸如：鸭肉与竹笋炖食，对老年痔疮出血、便秘、消肿、慢性支气管炎等，有辅助治疗作用；鸭肉与海带共炖食，有助于降血压及预防动脉硬化；病后体虚、低热、癌症化疗者，进食炖煮的母鸭肉和鸭汤，有食疗之功。

根据现代科学知识，鸭肉中的蛋白质含量高于猪、牛、羊肉内的，鸭肉中的脂肪含量则低于猪、牛、羊肉内的，鸭肉中的脂肪较多是不饱和脂肪酸，既易消化，又对人体健康有益。诸如：可保持细胞正常生理机能；降低血液中低密度胆固醇（即坏胆固醇）和甘油三酯，减少心血管患疾概率；降低血液黏稠度，减少发生血栓概率；维护脑细胞活性，保持思维力和记忆力；是合成人体前列腺素的前驱物质；可保持一定的免疫力和防癌力。现今的饮食科学常提倡最好用橄榄油、玉米油、茶油等烹调食物，其中很重要的因素，正是它们的脂肪成分主要是不饱和脂肪酸。

鸭肉和鸡肉的营养成分基本接近，对人体的保健价值均优于猪、牛、羊肉。鸭心、鸭肝、鸭肫和鸭血中的铁、硒含量明显高于鸡心、鸡肝、鸡肫和鸡血中的含量，因而对人体的补益和防癌功效也较优。

鸭蛋和鸡蛋对人体的营养价值也大体相近，都能提供优质蛋白质和蛋黄中的卵磷脂，并且还能提供若干种维生素、矿物质和微量元素，但鸭蛋中的维生素 A 和 E 明显高于鸡蛋中的含量，钙、磷、锌、铜的含量也略多于鸡蛋。

用鸭烹制保健菜食，最好是炖食，若加热超过 200℃，持续时间过久，鸭中丰富的蛋白质、氨基酸等遭到破坏，发生变性，产生杂环胺等致癌物质，对人体可能造成危害。因此，从卫生保健角度，烧鸭、烤鸭和熏鸭，都不宜经常多食。

中医学认为，鸭属凉性，体质虚寒、寒性痛经、慢性肠炎、腹泻、风寒感冒者，暂不宜食鸭。

中国人民在豢养鸭子历史过程中，还衍发了若干意涵、逸闻、趣事。鸭子不能高飞，因而产生了"赶鸭子上架"的成语，寓意为难以办到或很难办到的事。"鸡同鸭讲"，歇后语为"谈不拢"。宋代无名氏《豹隐纪谈》以鸡和鸭的鸣叫声，写了一首讽刺抨击官员收取百姓送礼的打油诗："鸡鸣喈喈，鸭鸣呷呷，县尉下乡，有献则纳。"

中国古代，还有一则以文学家名字给鸭子冠名的趣闻：唐代文学家陆龟蒙（？－约公元881年），据说在写作之闲暇，嗜好养鸭，精心驯鸭，使其骁勇善斗，后来人们对陆龟蒙驯养的鸭子称之为"龟蒙鸭"。

（二）"藕断丝连"说莲藕

藕，莲藕的简称，是莲之生长于沼泽池塘泥土里的根茎。由于它横向生长之特点，中国古人把它比拟为含意为耕田农具的"耦"，又因它是草本植物，"耦"字加草头就成为"藕"字了。明代李时珍在《本草纲目》中写道："藕善耕泥，故字从耦，耦者耕也。"

中国人食用莲藕，历史久远。藕以质脆嫩、味甘美、色洁白还获得若干美名，诸如玉龙臂、玲珑玉、雪藕等。藕可生吃熟食，可单独食用，更能与其他食物调配烹饪成名目繁多的菜式。在食用藕的过程中，还体会到它兼有营养与药用价值。

藕的医疗功效在历代中医药文献多有载述，总体认为生藕性味甘寒，主生津、止渴、清热、散瘀、止呕、止血、通便、解酒等；熟藕性味甘温，主开胃、滋补、生肌、止泻、固精等。

藕的外治作用主要有止血、消肿、止痛、愈创等功效。生藕汁滴入鼻出血者鼻腔内，能对症治疗出血；跌伤肿痛可用生藕捣烂外敷局部消肿止痛；冻伤皲裂，可用蒸熟之藕捣烂外敷局部治疗。

藕的两段相接之处为"藕节",作药物之用,通常被炮制为"藕节炭",功能为止血、散瘀,主要用于咯血、吐血、鼻出血、尿血、便血、血崩等症。藕经加工制成的藕粉,主要有调理胃肠、解暑生津、滋补安神等功效。正因藕在人们生活和医疗上的多方面有益作用,唐代文学家韩愈(763-824)曾在《古意》中以"冷比霜雪甘比蜜,一片入口沉疴愈"之诗句高度赞颂。

藕的成分因品种不同而不尽一致,除了蛋白质、碳水化合物、多种维生素及膳食纤维等之外,其突出点:一是含铁量很丰富,大有益于防治缺铁性贫血;二是鞣质含量多,有良好的收敛、止血、止泻功效;三是含黏液蛋白和膳食纤维,与人体内胆酸盐及甘油三酯结合后,从肠道排出,从而减少对脂类吸收,有利于血管和心脏保健;四是所含儿茶酚类有助人体提升抗氧化能力,降低血黏度和防止血栓形成,还具有防癌作用。

藕节含多量鞣质,收敛作用显著。内服藕节炭对溃疡性结肠炎、单纯性腹泻及胃肠道出血症状有治疗作用。藕节炭粉剂外用于皮肤伤口,有助于伤口止血及形成痂膜。藕粉含大量碳水化合物,还有蛋白质、脂肪、鞣质、维生素、铁、磷、钙等,其中碳水化合物在胃肠道易转化为葡萄糖等而被吸收,对胃肠道出血、缺铁性贫血、单纯性腹泻、高血脂、产妇、病后体虚、营养不良等,有辅助食疗功效,老年人长期食用藕粉,对滋补身体很有裨益。

藕不仅兼具食用与药用,还与中华文化有若干联系。成语"藕断丝连"正是因藕的特性而产生,据研究者观察得知,每段藕内,有七条或九条纵向螺旋状导管(中国古人称之为孔窍),藕被不太大外力折断时,其螺旋状导管会出现细丝相连现象,"藕断丝连"即渊源于此。

"藕"字衍生于"耦"字,据解释"耦"既指两人各持一农具并肩而耕,还指配偶。而"藕"与"偶"同音,"莲藕"亦喻"连偶",所以,有的地方民间的婚姻喜宴,采用藕作菜肴或甜点,寓意为喜结良缘、婚姻美满。

藕生长于泥土中,但本质洁白,中国人常以藕"出淤泥而不染"形容为人清廉高洁。明代陈达叟在《本心斋蔬食谱》谈到藕时，曾赋以"中虚七窍，不染一尘，岂但爽口，自可观心"的赞咏诗句。

（三）补血益眼的苋菜

苋菜是中国古代很早就开始食用的植物，两千年前的汉代初期，中国最早解释词义的专书《尔雅》即载有"蒉"（读音快 kuài），注释为"赤苋"，后来的学者进一步解释说："赤苋，一名蒉，今苋菜之赤茎者也。"

苋菜也称米苋，为苋科一年生草本植物，有绿苋、赤（红）苋、彩苋等品种，生长特点与形态特征为：梗直立，分枝少，任其生长，则茎高叶茂，易被看见，所以宋代学者陆佃在《埤雅》中谈到，"苋"字的由来是因为：苋之茎叶，皆高大而易见，故其字从见，指事也。

中国古人以苋作蔬食之后，逐渐体验到它对人体的某些保健作用，尤其是"苋实"（苋菜籽）的功用似乎更被重视，所以在现存古代最早的中药学专书《神农本草经》里，没有写到苋菜叶和茎，只记载了"苋实"，说它"味甘寒，主（治）青盲，明目除邪，以利大便"。中医学所说的"青盲"，是指眼球外观无异常而视力逐渐减退乃至失明之症。正因苋菜籽的明目功效，所以清代医学家王士雄在《随息居饮食谱》中谈到，古人所造"苋"字，是因为人食用苋菜籽之后，能使眼睛更看得见，所以"苋"字结构中有"见"字，他深深感佩"古圣取义之精"！苋菜中含有胡萝卜素，而胡萝卜素对人体视力有着重要作用，中国古人对苋实明目功效的体验，由此获得了有力的佐证。

然而，苋菜对人体的保健作用，并不限于苋菜籽。中医学认为，食用苋菜的叶、茎、根，有清热、利窍、通血脉、通大小便、助麻疹透发等作用。苋菜外治跌打损伤：以洗净新鲜苋菜根捣烂外敷未破皮之伤处，能消肿止痛；漆过敏性皮炎，用苋菜煎汤外洗患处能止痒。此外，古人还将洗净的新鲜红苋菜捣烂，外敷于指甲染红，宋代医学家苏颂记述："紫苋茎叶通紫，吴人用染爪。"所谓"吴人"是指苏州为中心及其周围地区的居民；"染爪"，即是染红指甲。

　　现代学研究揭示，苋菜所含营养成分，因品种不同而不尽一致，总体而言，大部分与其他蔬菜相近，但也有它的不同特点。人们通常认为，菠菜是对人体的营养价值很高的蔬菜，但苋菜却又若干优于菠菜之处，以矿物质的含量而言，苋菜的铁和钙含量都明显高于菠菜，并且较易被人体吸收，苋菜还含维生素K，因此是贫血和失血者、临产孕妇和产妇、骨折者、接受手术者等的辅助食疗良蔬。

　　苋菜富含镁，是它的又一特点，镁对人体有多种重要作用，诸如：激活体内多种酶；维持核酸结构稳定性；抑制神经兴奋；参与体内蛋白质合成；调节肌肉运动与体温；提高人体抗病力与防癌机能等。研究者认为，糖尿病、肾炎、甲状腺功能亢进、癌肿等病患，体内镁被过多排出或耗损，可进食苋菜以补充缺失的镁。糖尿病患者补充镁，能改善其糖耐量，减少胰岛素用量，对控制血糖有助益。苋菜富含镁，对维护冠状动脉与心功能有密切关系，并且它低钠，所以很适合心血管疾病患者食用。

　　此外，苋菜所含醣类、氨基酸、维生素（B类、C、E等）、矿物质（磷、锌、硒等）以及叶绿素、纤维素，也对人体分别产生不同的保健功效。

　　由于苋菜含钾含量高，肾病者应少食或暂不食苋菜；还因苋菜有润肠作用，大便溏薄或腹泻者，苋菜也宜少食或暂不食。

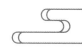

口苦能为偈　心清志方操
——谈谈夏季解暑佳品苦瓜

◎任宏丽

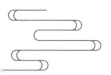

苦瓜的"瓜"字，是象形字，样子就像一只瓜挂在缠绕的藤蔓中——这也是《诗经》里"绵绵瓜瓞"的形象。《诗经·大雅》有"绵绵瓜瓞，民之初生"的句子，这里的瓜原是指葫芦科的植物，体现了原始社会的生殖崇拜，一串串的瓜在藤蔓中生长，寓意"多子多福"，子孙绵延不绝，人丁兴旺，家族昌盛。"瓜"的含义后来发生了扩大，泛指草本藤生的植物。清代训诂大家段玉裁先生在《说文解字注》中说："在木曰果，在地曰蓏。瓜者，藤生布于地者也。"蔬果类中可以称为瓜的植物很多，比如冬瓜、西瓜、苦瓜等。

苦瓜是舶来品，原产在亚热带。苦瓜又称为"锦荔枝""癞葡萄"，古人认为苦瓜之所以得名，"苦"是以味名；而苦瓜别称里有"荔枝""葡萄"这样的称谓，则是因为苦瓜的茎叶与荔枝、葡萄的茎叶相似的缘故（李时珍《本草纲目》）。关于苦瓜传入我国的时间，有两种说法：一说是在宋元时期由海上丝绸之路传入；一说是在明朝时，由三宝太监郑和下西洋时带回国。《星槎胜览》中有载："苏门答腊国一等瓜，皮若荔枝，如烂蒜，剖开如囊，味如苏。"有学者考证此处记载的就是苦瓜。

苦瓜既是入馔佳品，又有药用价值。《本草纲目》载其苦、寒、无毒，"除邪热，解劳乏，清心明目"，具有清热祛暑、明目解毒、利尿凉血的功效，因此特别适宜夏季食用。苦瓜还有一个特点，就是与其他菜共炒的时候，绝不会把苦传给对方，甚至让其他的菜更显香甜。因此苦瓜又被誉为"君子之瓜"，有诗为证——"口苦能为偈，心清志方操。到底争齐物，从来傲宠豪。"

现代医学研究表明，苦瓜果实中含有多种营养物质，其中每百克苦瓜中的维生素 C 含量高达 84 毫克，是所有瓜类蔬菜中维生素 C 含量最高的，在蔬菜中则仅次于辣椒；苦瓜中的苦瓜苷和苦味素具有增进食欲、健脾开胃、消炎退热的功效；所含的生物碱类物质奎宁，有利尿活血、清心明目的功效。特别是近年来临床研究发现，苦瓜中的新鲜汁液，含类胰岛素酶原的物质，具有良好的降糖作用，成为糖尿病特别是亚临床高血糖者的福音。

这里要特别指出，常吃苦瓜还可以美容，防治青春痘（痤疮）。传统医学认为，脾胃湿热，或肺经蕴热，冲任不调，上凝肌肤，颜面就会常发痤疮。因为苦瓜具有清热凉血利尿的功效，可以促进湿热排出，因此可以有针对性地治疗痤疮，尤其多发于额部和下颌部位的痤疮，伴有脓头、粉刺。这是因为苦瓜从经络归属主要入心、肾二经，而中医学"五色望诊"额部归属于心，下颌部归属于肾。最后，需要提醒大家的是：烹饪的时候不要把苦瓜炒的太熟，需谨记夏季"宜苦、省辛、增酸"，这是夏季总的食养原则。

小贴士

烹饪苦瓜，可以在切菜的时候，用刀背轻轻拍打切开的新鲜的苦瓜，促进苦汁排出，这样炒出来的菜肴口感更好。

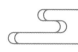

乌梅养生面面观

◎毛慧娟

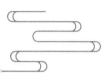

乌梅，即酸梅，可预防衰老。乌梅能够刺激腮腺荷尔蒙进行分泌，以防止老化。因此，想要健康长寿，远离疾病，每天吃些酸梅能够起到非常不错的效果。

排毒清血

日常服用一些乌梅，能够很好地清理血液，让血液畅通，避免酸素累积，以排毒清血。

祛除疲劳

乌梅排毒清血，促进新陈代谢，可以增加身体能量；同时，乌梅含柠檬酸，能促进身体吸收维生素、酵素等，从而有效地预防疾病。因此，乌梅可消除疲劳，增加人体能量。

防治便秘

乌梅能有效预防食物在胃肠道中积压腐化。嚼食乌梅、乌梅泡水均可促进消化。此外，乌梅含苹果酸，可引导身体中水分进入大肠，能促进优质粪便形成。因此，乌梅汤是便秘患者可常备的健康饮品。

助食欲

乌梅味酸，想要迅速恢复食欲，乌梅是生津开胃的不二选择。

敛 汗

乌梅味酸，有收敛的功效。夜里睡觉汗出不断，可以乌梅等治疗；泄泻不止，可以乌梅佐豆蔻等涩收；咳嗽气喘不止者，也可使用乌梅。

祛 虫

乌梅味酸，人体寄生虫蛔虫畏酸。因此，乌梅可驱除蛔虫，张仲景的《伤寒论》中就有驱蛔、安蛔的乌梅丸。

乌梅养生功效效颇多，夏季暑热，乌梅汤既是祛暑良品，也能养生防病。

带你制作乌梅汤

配方：乌梅 50 克、山楂 30 克、甘草 5 克、陈皮 5 克、桂花 5 克、蜂蜜少许。

功效：预防衰老、排毒清血、促进消化系统健康，预防便秘、增强食欲、缓解孕吐、解酒以及治疗口臭、消除疲劳、增加身体能量等功能。

做法：将上述配方（除蜂蜜）一起放入开水中，盖上盖子煮 10 分钟，加入蜂蜜，即可服用。

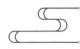

秋季水果柚子

◎张雪丹

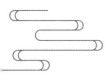

虽然现在很多水果一年四季都能吃到，但其实时令水果才是比较健康营养的。秋季大约从九月到十一月份，这一季节的时令水果主要有苹果、梨、石榴、猕猴桃、火龙果、柚子、橙子等，今天我们就来说说其中的柚子。

柚子又名文旦、壶柑、香栾（luán）、朱栾等。西汉时期，香柚、甜橙和蜜橘通过"丝绸之路"传往伊朗、希腊、阿拉伯等国，是早期的出口水果之一。现在柚子的种类有很多，有沙田柚、梁山柚、常山胡柚、江永香柚等十余种。柚子味道清香、酸甜可口，并具有一定的日常药用保健价值。

明代本草药物书《本草纲目》中记载："（柚）酸、寒、无毒。消食，解酒毒。治饮酒人口气，去肠胃中恶气，疗妊妇不思食、口淡。"常饮酒的人可以稍微吃些柚子，帮助解酒毒。没胃口的人也可以吃些酸甜的柚子，帮助开胃。柚子皮也具有一定化痰消食的作用。《本草纲目》在柚子后附了一则治疗痰气咳嗽方："用香栾（柚子）去核切，砂瓶内浸酒，封固一夜，煮烂，蜜拌匀，时时含咽。"对感冒、咳嗽、气喘有一定的预防效果。此外，现代医药学研究也发现，柚肉中含有非常丰富的维生素C

以及类胰岛素等成分，故有降血糖、降血脂等功效，经常食用对高血压、糖尿病、血管硬化等疾病有辅助治疗作用。

柚子虽好，但也有些食用禁忌。比如柚子性味较寒凉，大便溏薄的人应少吃。柚子也不宜治疗高脂血证的洛伐他汀、抗过敏的特非那定、治疗高血压的多种药物、环孢素、咖啡因、钙拮抗剂、西沙必利、避孕药等同时服用，所以正在服用以上药物的人群，不要同时吃柚子或喝柚子汁。肾病患者也要谨慎食用。

提起柚子，也许有些人不大喜欢吃，这主要是因为在柚子的酸甜味道中，还稍微带些苦味。如果很不喜欢这种苦味，可以自制蜂蜜柚子茶，具体制法如下：取约四分之一的柚子皮，切成细丝（白色部分味苦不用），剥出所有的柚子肉备用，切好的柚子皮丝放入盐水中泡一个小时。腌好的柚子皮放入小锅中，加入适量水，煮五分钟，最好煮两次，去掉苦味。把柚子皮、柚子肉和冰糖一起放入干净的锅中，再加入一小碗水，大火烧开后，小火熬煮一个小时左右，中间加入少许柠檬汁，煮的过程中需要经常搅拌。熬至黏稠、柚皮透亮就差不多了，关火放凉。放凉后加入适量蜂蜜，拌匀即可，装入密封罐中保存，想喝的时候，用温水冲泡。不喜欢吃柚子的人，可以试试用蜂蜜柚子茶代替。

亦食亦药话南瓜

◎陈学芬

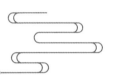

南瓜为葫芦科南瓜属植物,既可以炒食当菜吃,也可做主食,故有饭瓜之别称。据《滇南本草》记载,南瓜性温,味甘无毒,入脾胃二经,能润肺益气、化痰排脓,驱虫解毒,治咳止喘,疗肺痈与便秘、并有利尿、美容等功效。

在我国历史上,南瓜曾发挥过救灾救荒、填补蔬菜淡季空缺的重要作用。随着我国居民膳食结构的不断变化,目前,南瓜常作为优质的保健食品出现在餐桌上。

现代营养学证实南瓜的营养价值很高,瓜肉含水量低,以碳水化合物为主,淀粉与全糖比例大于 1,膳食纤维含量高,脂肪含量低,并含有丰富的维生素 C、A、B1、B2 及钙、钾、磷等微量元素。南瓜中所含的水是经过多层生物膜滤过形成的最为洁净的生物活性水;南瓜中富含钙、钾、同时低钠,很适合于高血压患者食用,还可预防心血管疾病;南瓜中含有丰富的 β - 胡萝卜素,作为维生素 A 的衍生物可降低机体对致癌物的敏感性,稳定上皮细胞,防止癌变;维生素 C 可防止硝酸盐在消化道中转变为致癌物亚硝胺。这些营养成分均可防癌。此外,南瓜中钴的含量较高,钴是胰岛细胞合成胰岛素所必需的微量元素;同时,南瓜中含有 7%-17% 的丰富果胶，果胶的强大吸附力不仅可黏附体内细菌、毒素，保护胃黏膜，促进溃疡愈合，还可黏附胆固醇，延缓肠道对碳水化合物、脂类的吸收。因此，南瓜对糖尿病就有相当好的疗效，南瓜制品如多糖颗粒、南瓜汁、南瓜酱、速溶南瓜蛋白等衍生品越来越受到糖尿病患者的青睐。

中医学认为，南瓜可补中益气。因此，南瓜制成药膳有颇多益处，现介绍一些具体的食疗方法：

1. 健脾益气方：排骨 500 克炖八分熟，南瓜 500 克切块，栗子 200 克去皮加入，用文火炖熟。用于脾胃虚寒、中气不足引起的体虚乏力及癌症患者放疗、化疗导致的全身虚弱症状。

2. 降糖止渴方：南瓜 250 克，去皮、去瓤，洗净切小块，入锅中加水 500 毫升，煮至瓜熟，加入调料即可。饮汤食瓜，早、晚各服食 1 次。该方具有降糖止渴的功效，糖尿病患者可常服食。

3. 健脾利湿方：生薏米 100 克、绿豆 100 克，先泡半日，然后煮粥至熟；南瓜 200 克切块、加入少许大枣，用文火炖熟即可。本药膳方用于因脾虚引起的水湿内停、痰饮不化、食少胀满、少尿水肿等症。

其实，南瓜浑身是宝。南瓜瓤外用，有清热、利湿解毒的作用；南瓜花有清热、消肿止血的功效；南瓜子是古今公认的驱虫剂。随着医药科技的进步，未来必将研制出更高水平的南瓜食疗产品，以保障人们健康。

天干物燥宜润肺　购得秋梨好熬膏

◎丁洁韵

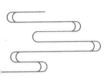

提起吃中药，许多人往往皱眉，首先想到的就是一碗黑黑苦苦的汤汁。殊不知，有一类中药却是芳香甘润，口感上佳。在历来都主张"药食同源"的中国，有一种美好的产物便是药膳。值此入秋之际，天气干燥，人体也不免口燥咽干，最应景的就是介绍一款疗效显著、好吃不贵、适宜家庭自制的药膳，在此要介绍的就是秋梨膏。

秋梨膏，相传起源于唐朝。一说是唐代名相——魏征，为了给身患肺病又不耐苦药的母亲制作一款能入口的治肺良药，想出了将药物磨成细末后调入添加了蜂蜜的梨汁中，再慢熬成膏的方法，这种膏剂口感香甜，魏母乐于接受，肺病因此痊愈。另一说是唐武宗患了心热气促的病证，众人束手无策，最后是被一个道士用梨、蜂蜜和各种药材熬制的蜜膏治愈。此后，制作梨膏的方法就在宫廷中流传了下来，直至清代末期，才由皇宫传到了民间。现今北方地区有名的国药老字号，一直有梨膏产品销往海内外。

作为一款秋季的当令水果，梨的药用价值可谓人人皆知。久咳不愈时，百姓大多知道要炖冰糖雪梨来止咳。入秋之后，北京街头便开始盛行一道叫作梨汤的小吃，是选用鲜梨、枸杞、银耳、红枣等一同熬制的热饮，老北京们借此滋阴润肺，养胃生津。

我国是梨的原产地之一，栽培时间长，范围广，品种多，如今市场上常见的有秋子梨、白梨、沙梨、洋梨四大分属，多有名优产品。

秋子梨：主产于华北和东北各省，名品有北京的京白梨、辽宁的南果梨等；

白梨：主产于华北，名品有河北的鸭梨、雪花梨、秋白梨、蜜梨，山西的油梨，山东莱阳的慈梨等；

沙梨：主产于长江和淮河流域，名品有安徽砀山梨；

洋梨：主产于山东烟台和辽宁大连。

梨的品种虽然多，但是历代本草公认可以入药的却只有三种，分别为雪梨（即乳梨，产自安徽宣城）、鹅梨（即绵梨，产自河南和河北）、消梨（即香水梨，产自甘肃和宁夏的沿河流域）。现下常见的有鸭梨、雪梨等品种。

在具体应用时，中医认为梨"生用清六腑之热，熟用滋五脏之阴"，不同的食用方法有不同的疗效。在当作鲜果生吃或者榨汁服用时，梨的寒性尤其突出，所以对于体质偏寒、哺乳期妇女、外伤失血、小儿痘后等人群是禁忌。而对于教师、歌唱演员、播音员、销售人员等长期过度用嗓的人群则建议吃熟梨，可服用温热的梨汁或者煮成梨汤来润喉护嗓。若是家中有老年性慢性支气管炎等久咳的患者，则可以请医生开一些对症的药材，打成细末或者熬成药汁调入梨膏中。如无特殊用途，家庭自制梨膏时，可以选择添加些应季的蔬果，如莲藕、白萝卜、百合等，再加入生姜、大枣，配制成药性平和的梨膏，用温开水冲服。

再好的东西也并非适合所有人，秋梨膏如此，添加了治疗药物的秋梨膏更是如此。梨性寒，虽经熬制仍不免偏凉，所以平素有脾胃虚弱、容易腹泻、手脚发凉等症状的人群还是要谨慎服用，一般人群也不应过量。

家庭自制秋梨膏

原料：秋梨6个（去皮、核）、白萝卜1颗、莲藕1节、红枣20枚（去核），生姜3片（切丝）、老冰糖150克，蜂蜜80毫升（味淡者）。

步骤：将秋梨、白萝卜、莲藕洗净后切成小块，榨成汁。红枣洗净后，切开去核，生姜切成丝。将枣肉、姜丝与梨汁、藕汁、萝卜汁一同放入锅中，小火熬煮，约30分钟后，用漏网过滤，去渣取汁。在过滤后的药汁中加入冰糖，继续用小火熬煮，边熬边搅至冰糖溶化，再用小火熬煮至浓稠似蜂蜜状。熄火待凉，调入蜂蜜。分装在无水无油的密封玻璃瓶或者瓷器罐中，放入冰箱保存。

用法：取用时，以无水无油的勺子挑取适量，以温水冲服。每天早晚各一次。

疾病防治

老年常见病的防治

◎李其忠

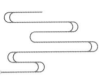

（一）老年糖尿病 & 骨质疏松的早期识别与预防保养

老年人糖尿病

▲早期识别

糖尿病的发病率会随着年龄增长而增高，尤其 45 岁以上患病率急骤上升。糖尿病人中半数以上是老年人，糖尿病有明显的家族性，而其遗传因素的显性率在老年人中明显升高。

糖尿病的典型症状为多饮、多食、多尿、消瘦，俗称"三多一少"。同时老年人糖尿病多起病缓慢，早期未必有明显症状，很容易被忽视，不少病人出现明显的糖尿病并发症才被发现，如血管硬化、高血脂证、周围神经炎、反复皮肤感染或尿路感染、视网膜病变、白内障、青光眼等。

▲预防保养

1. 糖尿病有明显的家族倾向，凡有该病家族史的老年人，定期健康检测血糖尤其重要，做到早发现、早治疗。凡空腹血糖大于 7.2mmol/L，餐后 2 小时血糖大于 11mmol/L 者，均可诊断为糖尿病。

2. 老年人糖尿病的"三多一少"症状可能并不明显，不少病人出现了糖尿病的并发症后方被发现，所以凡老年人有血管硬化（早期见眼底动脉硬化）、高脂血症、周围神经炎、反复皮肤感染，或视网膜病变、白内障、青光眼等疾病时，均应设法排除糖尿病的存在可能。

3.合理饮食，是治疗糖尿病的重要手段之一。严格控制碳水化合物的摄入总量必须终身执行，其摄入量为140～200克，最多不超过250克，分三餐合理进食（1：2：2）。提倡多食富有纤维食物，如杂粮、粗制米面，忌用猪油、奶油等动物油脂，忌食糖果、糕点等甜食。

4.口服降糖药和胰岛素时，要防止发生低血糖。如发生饥饿、头晕、心悸、出汗、软弱无力，应及时进食少量糖食或糕点。

5.防止皮肤感染。每天用温水洗足，穿合适的鞋袜。不要用热水袋或加热垫温足；不要自己剪鸡眼和老茧以防感染。若有趾间裂缝、小泡、伤口或任何感染征象时，均应立即报告医生，以防止糖尿病容易发生的足部溃疡与坏疽等并发症的出现。

6.适当的体育运动，对于预防和控制糖尿病具有重要意义。有学者将饮食疗法、体育疗法和胰岛素疗法，称为糖尿病治疗的"三驾马车"。

老年性骨质疏松症

▲早期识别

老年性骨质疏松症十分常见。女性多从绝经前后开始，男性多见于55岁以后，且女性发病率数倍于男性。

年老以后，内分泌功能减弱，尤其是性腺萎缩，性激素分泌减少，使骨质脱钙，蛋白质合成减少，引起骨质疏松。

骨质疏松症的早期可以出现全身骨骼、关节、肌肉酸痛及乏力，并可使老人身高缩短，佝腰屈背。随着病情的进一步发展，由于骨骼的脆性增加而容易骨折。至严重阶段，剧烈咳嗽、突然起卧、不慎转侧等均可能导致骨折。

中医学认为，骨质疏松症多与肾精亏耗、骨骼失养有关。

▲预防保养

1.尽量多去户外活动，保持充足的阳光照射，可促进皮肤自身合成维生素 D，有利于钙质的吸收。适当运动也可刺激成骨细胞的活动，以延缓骨质疏松的发展。

2.克服不良坐卧姿势。力避终日与电视电脑为伴，尤其要克服卧床（包括坐在床上）看电视的习惯。

3.注意补充食物中的钙质、蛋白质及各种维生素，尤其是维生素 C、D，牛奶是补充钙的最佳食品（因人而异，自我掌握），水产品、豆制品、花生、核桃、芝麻，尤其是虾皮，含钙较为丰富，宜适当多食。海洋贝壳类加工而成的活性钙，含钙量高，吸收利用率也较好，是理想的补钙剂。

（二）老年更年期综合征与老年精神疾病的早期识别与预防保养

更年期综合征

更年期综合征，多指女性绝经期前后出现一系列不适症状。其原因是随着年龄增大，卵巢功能减退，雌激素分泌下降，由神经功能紊乱导致。目前医学上对更年期又分为更年前期、更年期、更年后期，合成围更年期，故该病又称"围更年期综合征"，约半数更年期女性会出现相应症状。

更年期综合征的临床表现多可分为三个方面：

一是月经失调。这是最早出现的症状。多见经期延长，经量增多，然后不规则，逐渐量少、停经。也有一开始即见经期缩短，经量减少，或骤然停经。

二是血管运动功能失调。多见潮热、多汗、头痛、心悸等症。其中阵发性潮热、汗出最为突出，多从胸部向头颈部放射，持续数秒钟或数分钟不等。血压升高或波动的现象也较常见。

三是精神神经症状。多见烦躁、易怒、抑郁、多疑、失眠、健忘等症，也有表现为皮肤麻木、嗅觉异常、味觉障碍等感觉过敏的现象。

中医学认为，更年期综合征的病机多为阴阳失调、肝肾亏虚。

▲预防保养

1.加强体育锻炼，可以提高脑内吗啡肽的释放，抑制髓体促性腺激素的冲动性分泌（性腺激素低下引起的代偿），以减少阵发性潮热盗汗。

2. 避免辛辣、刺激食物，适当限制脂肪、糖类食物的摄入，避免体重过度增加。多食用富含钙质和维生素 D 的食物，以预防绝经期骨质疏松。

3. 易出现多种神经症状，注意养成良好的心理素养和情志调节能力，有利于更年期女性度过这一"困难时期"。家庭亲友对更年期女性身心健康的关注、关爱，也同样重要。

4. 普及医学常识，了解更年期的生理知识，清楚更年期是妇女正常的生理过程，出现的症状会逐步缓解，不必为此而感到惊慌、焦虑和恐惧。更年期症状明显者，应当积极就医。

老年精神疾病（老年人常见的精神疾病有睡眠障碍、抑郁症、多疑症、痴呆）等。

老年人睡眠障碍：据统计80%的老年人均有不同程度的失眠或睡眠障碍，其表现形式多样，如表现为入睡困难或睡眠不深；睡眠早醒或夜寐多梦。由于睡眠障碍，容易引起或加重老年人情绪不稳定、体力不充沛。

老年人抑郁症：老年人中患有抑郁症约占7%–10%，而患有老年病的老年人中抑郁症的发病率可达50%。抑郁症严重危害老年人的身心健康，并严重影响家庭幸福、社会和谐。抑郁症的表现多为情绪低沉、终日叹气、情感淡漠、坐立不安、对事物失去原有的兴趣和爱好，甚至出现厌世情绪。

老年性痴呆：老年性痴呆，是由于脑组织老化、萎缩，大脑皮层高级功能广泛损害所致的智能障碍。老年性痴呆的早期可出现不同程度的记忆力、判断力、感觉能力、思维功能、运动功能、语言功能及情感反应等的减退或障碍，但无意识障碍。后期发展至意识障碍，生活不能自理。

预防保养

1. 重视容易引起老年人精神障碍的原发性疾病的防治。如积极控制血压、血脂、血糖等使其保持在正常范围之内，能控制或延缓精神老化的病理进程。

2.普及医学知识，了解老年人的生理特征，对预防老年性精神障碍颇有好处。如对睡眠时间的要求随着年龄的增长而逐步减少，这是普遍的生理现象，老年人不必为睡眠时间缩短而过分焦虑。闭目养神也能使大脑得以休息，故老年人白天择时闭目养神(不求熟睡)，很有必要。

3.养成良好的生活习惯。如睡前不饮浓茶、咖啡等，以免影响睡眠质量。欢度晚年期间，仍应坚持适当动脑，若整天无所事事，老年人大脑的记忆、理解、思辨、学习的能力会迅速减退。日常生活中尽量不用铝制品，减少铝在体内的累积，防止加重老年性痴呆。

4.积极参加社会活动和健身锻炼，努力加强与家属亲友之间的情感交流。有益的社会活动、丰富的情感交流、适度的健身锻炼，都有利于缓解紧张情绪，有利于培养乐观精神、增强生活信心，有利于改善记忆功能，对预防老年性失眠、抑郁、多疑、痴呆等症的发生均有显著的积极意义。

(三)心脑血管疾病的早期识别

老龄化社会在我国，尤其在都市早已形成并日趋加重，由此而使老年常见病的自我识别及预防保养显得尤为重要。首先我们来关注一下老年高发病中的心脑血管疾病。

高血压

据统计，我国60岁以上的老人高血压的患病率在20%左右。据世界卫生组织报道，70岁以上的老人中半数以上有高血压。老年人的高血压，多因血管弹性日趋减退(动脉硬化)所致。所以多以收缩期血压升高为主。

正常血压：舒张期血压为60-90mmHg；收缩期血压为90-140mmHg。随着年龄的增长正常血压值可有一定上升。此外，落实到个人，重要的是了解自己的基础血压。如某人年轻时基础血压多在60/90mmHg左右，现为88/136mmHg上下，尽管血压似乎还在正常范围，但因其基础血压偏低，目前或许其已患有高血压。

老年人高血压早期多出现轻度头晕、头胀或头痛，颈项板紧不舒，还有的则出现失眠多梦。若未能设法控制偏高的血压，久而久之，会对大脑、心脏、肾脏等重要器官造成缺血性损害。中医学认为高血压的病机，多与肝肾阴虚、肝阳上亢有关。

冠心病

冠心病是冠状动脉粥样硬化性心脏病的简称，是指由于供血给心脏的冠状动脉发生粥样硬化，此时粥样硬化的斑块从血管壁突入血管腔，使血管狭窄导致心肌缺血、缺氧而引起的心脏病。中医学将其纳入"胸痹""心痹""真心痛"范围，其病机多与痰瘀内阻、心脉不畅有关。

本病多发生于50岁以上，男性多于女性，且以脑力劳动者居多，是发达国家的流行病，欧美国家最多见。我国近年来由于生活方式的改变和生活节奏的加快，冠心病的发病率也增多、发病年龄提前。据回顾性统计分析，近30年来，冠心病的城市发病率呈逐年上升的趋势。

长期血压、血脂偏高，形体偏胖，经常出现胸口憋闷、心悸气短、夜寐噩梦等症状的中老年人，应及早就诊。

冠心病，医学上分为多种类型，最常见的是心绞痛型、心肌梗死型。心绞痛型冠心病，多在劳累或情绪激动后，发生胸骨后或左前胸压榨性疼痛。剧痛时骤然冷汗，安静休息或含用硝酸甘油片、麝香保心丸等数分钟后疼痛逐渐消失。这是由于心肌一时性血供不足所致。心肌梗死型冠心病，是在冠状动脉粥样硬化病变的基础上，血管完全阻塞，导致血流中断，使部分心肌因严重、持久性缺血而发生局部坏死。病人有剧烈而较持久的胸骨后疼痛，类似于心绞痛，但症状更严重，持续时间更长。若出现这种情况，就应高度警惕心肌梗死的可能。

脑动脉硬化

脑动脉硬化是全身动脉硬化的一部分，多发于50岁以上的中老年，男性发病率高于女性。脑动脉硬化是指脑部大动脉和中动脉的管壁内出现脂质沉着，形成分散或成片的粥样斑块，从而发生动脉管腔狭窄。可想而知，脑动脉管壁狭窄，血流不畅，势必造成大脑供血不足，思维、记忆等脑功能渐趋减退。

由此可见，老年人的精神障碍，如健忘、抑郁、痴呆等，多与脑动脉硬化的病理损害有一定关系。

脑动脉硬化的早期可以没有任何症状，当其影响脑功能时，则可见到头晕、头痛、耳鸣、手颤、手足麻木、睡眠不佳、容易疲劳、记忆力减退等。其中头痛多为钝痛，且多出现后枕部或前额部。记忆力减退多表现为对名称及数字容易忘记，以近期记忆力减退为主。有种看法认为头痛、眩晕、健忘是脑动脉硬化的三个主要症状。中医学多认为其与痰瘀交阻、脑络不畅有关。

脑中风

由于脑部血液循环发生急性障碍所导致的脑部血管疾病，可分为两类：一类是出血性脑中风，如脑血管破裂；另一类是缺血性脑中风，如脑血栓形成。

脑中风多由长期高血压、脑血管硬化、高脂血症等疾病继发。有报道认为，脑中风发生前约70%的人有先兆：如突然出现短暂的眩晕或失忆等脑缺血的表现，可视作中风的警报。此外，如突然出现血压过低或过高、肢体麻木、性格反常、鼻腔出血等可能是中风的早期信号。脑中风，中医学多认为其与肝风内动、痰瘀阻络等有关。

养生要点

合理作息、睡好子午觉、按时排便、适当参与社交活动；

清淡饮食、低脂肪、低胆固醇少盐；

适当运动、以有氧运动、自主运动为宜；

情绪的自我控制，一旦发生情绪波动，尽可能地采用外出散步、听听音乐、练练气功、亲友交谈等方法予以排遣、转移。

戒烟少酒。抽烟、酗酒等对心血管系统健康有明显的不利影响。

控制血压。老年人血压值较青壮年略高，如需药物治疗时要注意降压不宜过快，不一定要降到正常水平，以避免引起突然供血不足。

若有脑中风先兆，应保持安静，卧床休息。如有需要，尽量就近医院抢救，避免震动，保持呼吸道通畅，以防止再出血或脑疝形成。

（四）老年恶性肿瘤及肺气肿的早期识别与预防保养

部分恶性肿瘤

中老年是恶性肿瘤的高发期，如肝癌好发于 40-50 岁，胃癌好发于 50-60 岁，肺癌 60-70 岁。老年人患癌的内在原因是身体免疫力的下降，以致在新陈代谢中出现的异常细胞不能被识别和控制。

作为癌症的早期信号，以下几点值得我们高度警惕：

一是身体的某个部位出现肿块，尤其是质地坚硬、较为固定的肿块。

二是不明原因的出血，如出现痰中带血或咯血、呕血或黑便、大便带血、无痛性血尿、涕中带血、乳头出血、绝经后阴道流血等。

三是如进行性贫血、进行性消瘦、无痛性黄疸、果酱色大便、上腹部不舒、吞咽困难、溃疡经久不愈、黑痣增大等。

预防保养

（1）定期健康体检。老年人恶性肿瘤的早期症状都不明显，必要的定期健康体检是早期发现肿瘤的有效措施。

（2）合理忌口。饮食应避免辛辣、刺激性食品，如葱、蒜、桂皮、花椒、羊肉、狗肉等，少食海腥食品。宜服食牛乳、豆浆、鸡蛋、鳖、燕窝、梨、蜂蜜、白木耳、蔬菜等食品。消化道肿瘤患者进食需缓慢，食物宜选细软、半流、流质食物，营养需丰富，忌硬固煎炒、浓茶、咖啡和发物。

（3）不抽烟、少喝酒，避免食用霉变食品，加强劳动保护（对接触石棉、沥青、粉尘等工业污染者尤应注意）等措施，也是减少癌症发病的重要方法。

（4）凡发现质地坚硬、较为固定的肿块，不明原因的出血（尤其是无痛性血尿、果酱色大便、妇女乳头出血、绝经期后阴道流血等），不明原因的进行性消瘦、进行性贫血、无痛性黄疸、溃疡经久不愈、黑痣增大等现象，都应高度警惕，及时就诊检查。

（5）重视容易癌变的原发性疾病的治疗，如积极治疗慢性肝炎、慢性肺系疾病、胃及十二指肠球部溃疡、慢性结肠炎等，对于预防肝癌、肺癌、胃癌、肠癌等均有重要意义。

老年性肺气肿

▲早期识别

老年性肺气肿是由于年老肺泡衰退，弹性组织功能减弱而形成的生理衰退现象。其有别于阻塞性肺气肿，后者是多有慢性气管炎、支气管哮喘、慢性肺结核、支气管扩张等引起的肺气肿。

老年性肺气肿是缓慢发生的，早期可以无症状，或仅有咳嗽、咯痰。病变发展后，可在运动后感到呼吸短促；随着病变的加重，在休息时亦感到呼吸困难，有时口唇和手指甲、脚趾甲呈紫色，称之为"紫绀"。病变至一定阶段，胸廓前后径变大，肋间隙增宽呈圆状，称之为"桶状胸"。

老年性肺气肿，中医多辨为肺气虚损，肾不纳气。

▲预防保养

（1）注意环境卫生。天气因素、大气污染、过敏物质等，往往是本病发生的重要致病因素，尽量减少接触污染空气，防止粉尘刺激，同时杜绝致敏物质是预防老慢支的重要环节。

（2）积极预防感冒。结合个人体质情况进行适当的体育活动，增强御寒能力和抗病能力。在天气冷热骤变时慎调衣被，在感冒流行时尽量不到人多热闹之处，这些都是预防感冒的好方法。

（3）提倡戒烟。吸烟对肺病的影响很大，要下决心戒烟以减少呼吸道刺激。如出现肺心病浮肿，少盐饮食也很重要。

（4）冬病夏治。肺病最易在秋冬季节发作，按照中医学"冬病夏防、冬病夏治"的防治原则，在未病之前或夏季疾病缓解期，坚持扶正固本的中医调补，对于改善体质、缓解发作不无好处。

（5）及时帮助患者将痰液排出，可采用半卧侧位，轻拍背部，适量多饮水，服用化痰药物，以帮助排痰。

癌症只是慢性病
——癌症患者的日常调理

◎何裕民

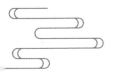

（一）不同癌症的饮食建议

不同癌症患者的饮食调理不完全相同，笔者对此进行了调查，分析了四种常见癌症与饮食的宜忌关系。

四种常见癌症包括肝癌、胃癌、胰腺癌、肠癌等。

下文中"可能的危险因素"，指有证据表明不利于该病，但证据尚不十分充分的；"比较明确的危险因素"则指多种统计方法结果都提示有害，证据比较充分；"可能的保护因素"和"比较明确的保护因素"所指类同。

肝 癌

可能的危险因素：甜食，牛奶；肉类中的肥猪肉、牛肉、羊肉、内脏、鸡肉；水产品中的贝壳类；烹调中的烧烤、油炸、炒、烘、盐腌和熏制。

比较明确的危险因素：甜食和贝壳类。

可能的保护因素：藻类、水果；蔬菜中的花菜、包心菜、大蒜、山药、西红柿、红薯和白萝卜；肉类中的鸭肉；水产品中的黄鳝、河鱼；烹调方式中的爆炒和微波炉加工。

比较明确的保护因素：洋葱、胡萝卜、黄鳝、豆浆和菌菇等。

胃 癌

可能的危险因素：甜食，肉类中的肥肉和牛肉；水产品中的贝壳类；烹调中的油炸、炒、烘和盐腌。

比较明确的危险因素：甜食。

可能的保护因素：蔬菜中的花菜、卷心菜、大蒜、山药、西红柿、红薯和白萝卜；肉类中的鸭肉和鸽子；水产品中的河鱼、黄鳝；烹调方式中的微波炉加工。

比较明确的保护因素：洋葱、胡萝卜、酸奶和水果。

胰腺癌

可能的危险因素：肥猪肉、牛肉、羊肉、牛奶、动物内脏；烹调加工方式中的油炸、炒、爆、煎、烘、盐腌、熏制。

比较明确的危险因素：甜食、甲鱼。

可能的保护因素：菌菇藻类、豆浆；蔬菜中的花菜、卷心菜、大蒜、西红柿、胡萝卜和白萝卜；肉类中的鸭肉，水产品中的海鱼、虾和黄鳝；烹调方式中的微波炉加工。

比较明确的保护因素：洋葱、山药、红薯和水果。

肠 癌

可能的危险因素：包括牛奶，肉类中的牛肉、羊肉、内脏；烹调中的油炸、爆、烘和盐腌。

比较明确的危险因素：肥肉、甜食和贝壳类。

可能的保护因素：菌菇藻类，蔬菜中的花菜、卷心菜、大蒜、山药、西红柿、红薯、胡萝卜和白萝卜，水产品中的虾；烹调方式中的微波炉加工。

比较明确的保护因素：洋葱、鸭肉、酸奶和水果。

（二）"粗、淡、杂、少、烂、素"可防癌

杜绝癌症，始于饮食。这一观点并非笔者所提，而是我们的老祖宗在很久之前就认识到了这一点。

老祖宗早就认识到饮食因素在诸多癌症发病过程中的重要意义。《周礼·天宫》最早记载了中国医师制度，指出当时宫廷医生已有食医、疾医、疡医、兽医之分。食医排在首位，"掌和王之六食、六饮、六膳、百羞、百酱、八珍之齐"，重在以食防病疗病（包括防患癌症在内的各种疾病）。可见古人也认为，杜绝癌症，始于饮食。

中医学对饮食向来极为重视，《黄帝内经》中曾有"膏粱厚味，足生大丁"的说法，饮食行为及习惯不健康和饮食失常是诱发癌症的因素之一。笔者建议，癌症患者的膳食宜"粗、淡、杂、少、烂、素"。

"粗"指的是粗粮、杂粮、粗纤维类食物；

"淡"指少食高脂肪、动物蛋白类食品，以天然清淡果蔬为宜，适当控制盐的摄入量（每人每日摄入量不超过5克）；

"杂"是指食谱宜杂宜广，只要没有明确的致癌性或不利于某种癌症的预防与康复，均可食用；

"少"指对食物摄入的总量及糖、蛋白质、脂肪的摄入量均应有所节制，消化功能差的癌症患者可每餐少食，适当加餐；

"烂"是除新鲜水果、蔬菜外，其他食物均应煮烂、煮熟，特别是老年癌症患者和放化疗治疗中及治疗后的患者，尤其要煮烂，以利消化；

"素"多指新鲜蔬菜和水果，这些食物富含各种维生素等，对癌症的预防和康复益处多多。

这里最后强调一点，癌症患者的膳食结构应根据不同的肿瘤有所变化，例如，结（直）肠癌、胰腺癌等的发生与脂肪摄入过多有直接关系，所以应该控制动物脂肪的摄入量；乳腺癌、卵巢癌等妇科肿瘤常常是雌

激素依赖性的，有可能升高雌激素水平的食物少食，诸如牛奶、蜂乳（皇浆）、蛤蟆油等都不食为宜；肝、胆、胰、胃癌患者消化功能差，尽量少食不易消化的高蛋白质、高脂肪等食物及糯米制品，对甲鱼、蟹之类的食物应慎之又慎。

（三）肿瘤患者别忽视心理治疗

有关调查表明：初诊时，癌症患者中约66%患抑郁症、10%患精神衰弱症、8%患强迫症。所以，患者临床常出现抑郁、焦虑、精神错乱、厌食症、疼痛、恶心、呕吐等问题。其中，抑郁和焦虑发病率最高。据统计，因精神崩溃导致1/4的癌症患者治疗后转移复发。

调查还发现：有心理矛盾和不安全感，惯于压抑自己愤怒与不满情绪，以及受悲观失望情绪折磨的人，最容易得癌症，其癌症发生率约是正常人的3倍。与之相反，安定的社会环境、和睦的家庭生活、必要的社会福利保证、坚定的信念与信仰，有利于癌症的康复。

笔者认为：社会心理因素在癌症发生、发展和转移中具有重要作用。手术、放、化疗等常规治疗后，患者大都存有怕复发转移的心理隐患，有的甚至不久就发现复发转移。如果不能克服心理障碍，免疫系统会加快受损，这对康复十分不利，由此导致不少患者不是败于治疗期，而是败在康复期。

所以实施诊治时，须兼顾患者各方面情况，包括因心态问题、文化修养、人文背景、职业、社会角色不同造成的差异，以利于患者康复。基于此，做出针对性的指点、关怀、疏导，取其有利者以扬之，舍其不利者而避之纠之，很多情况下不少问题可迎刃而解。

我们看到，很多癌症患者从医院出来或完成医院制定的手术、放、化疗措施后，往往感到迷茫无助，不知道今后的路该怎么走；也有的患者以为手术、放化疗都做了，应该没有什么问题了，可以放松下来休息休息了；也有的整日生活在惶惶不安中，生怕哪一天会复发；还有的从此觉得低人一等，瞒着所有的亲戚、同事、朋友，自己也带着沉重的精神枷锁生活，使生活质量大打折扣，疾病的康复也受到很大影响。

对患者进行心理康复，除关注他们躯体问题外，还应积极关注他们的心理负担，帮助减少心理压力，牢记"五大要素"，构建与疾病搏斗中占优势的系统工程。

（1）正确认知疾病治疗及自身现状，以积极态度、正确方法主动追求康复。

（2）适度的运动可促进代谢，增强免疫功能，并消解心理隐患。

（3）正确的饮食是抗癌防癌的物质基础。饮食是一门学问，吃得营养、吃得科学、吃出健康对癌症患者尤显重要。

（4）患癌后，家庭环境、亲朋关系、工作关系等都会发生一些变化。如何以健康心态、良好思维模式去适应并主动引导这种变化，朝有利于康复的方向发展，无疑也是一门学问。

（5）出院后康复治疗方式的选择尤为关键。需好好考虑如何运用最合理的方法，对抗残余的癌细胞，达到祛邪不伤正、扶正促祛邪的目的。

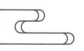

常见皮肤病的防治

◎张梦婕/宋 瑜

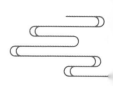

（一）人面桃花相映红——浅谈春季光敏性皮炎的防治

唐代诗人崔护曾有《题都城南庄》的诗句："去年今日此门中，人面桃花相映红。人面不知何处去，桃花依旧笑春风。"诗中的"人面桃花"形象地描述了少女艳丽动人的姿色。随着春天的到来，气温逐渐回升，阳光愈加强烈，越来越多的人因出游后颜面潮红不适而到皮肤科门诊来寻求治疗。看到自己原本完好的肌肤变得敏感、脱屑、刺痛，连洗脸都成了痛苦的体验，人们往往焦急万分，急速寻求诊治方法。

那么，这样的"人面桃花"到底是怎么形成的呢？主要还是因为春季阳光强度较之冬季明显增强，加之气候转暖，穿衣减少，面、颈部没有衣物的遮挡，而此时人们普遍缺少防晒意识，认为只有在炎炎夏日才需要防晒。于是皮肤毫无防护地暴露于阳光下，遭受了较强的紫外线照射，再加之花粉、灰尘等因素影响，出现了过敏反应，导致皮肤出现红斑、丘疹、脱屑、糜烂等损害，并伴有明显痒痛不适，严重影响了外貌和生活。

每年3至5月，正是光敏性皮炎的高发季节。该病多发于暴露部位，以颜面、颈项及手背为多见。轻者仅表现为轻度浮肿，微热微痒，数日可自行消退；重者浮肿显著，皮肤紧绷，灼热瘙痒，红斑瘀点。更有甚者颜面高度浮肿，眼睛难以睁开，伴有红斑、水疱、糜烂等表现。西医一般以对症抗过敏处理治疗为主，必要时采用皮质激素类药物控制病情。

那么中医对该病是如何认识的呢？中医理论认为过度的阳光照射就会形成"毒"邪，这种毒邪是为"光毒"，属阳热之邪。这类人群体质比较特殊，大多平素体质虚弱，先天禀赋并不耐受，皮肤腠理疏松。因此，一旦遭受"光毒"的侵袭，无力御邪于外，而阳热之毒又郁于肌表，继而出现灼热刺痒、红斑等一系列皮肤症状。中医将此类疾病归入"风毒肿"范畴，临床治疗可内治结合外治。内治多以疏风清热解毒，常以消风散、桑菊饮为主方，散风清热，驱毒外出；外治以中药溶液冷湿敷，如黄檗溶液等，可有效控制症情。再以益气固表之法后续治疗养护，以防复发。

这类皮肤问题，还多因发病前曾食用光敏性食物或药物诱发或加重。植物中最常见的有苋菜、菠菜、胡萝卜、香菜、芥菜、马齿苋、马兰头、小白菜、无花果等，水产类如螺类、虾类、蟹类、蚌类等。药物中，四环素、米诺环素、多西环素、阿司匹林、氯噻嗪类利尿药、磺脲类降糖药等，也会致使光敏性皮肤病的产生。因此，光照皮肤敏感者，外出时，既要避免日光强照，也要尽量避免上述食物与药物的食用；同时，人们还需注意治疗期间忌食海鲜、辛辣、热性水果、笋、菌菇、酒、羊肉、鲫鱼等发物。

预防此类疾病，外出时宜做好避光防晒工作，养成如晴天打伞、戴宽边帽和墨镜、出门前20分钟涂抹防晒霜等习惯。避免食用上述光敏食物，定时享用三餐，膳食营养搭配均衡，保持规律的作息和舒畅的情志，把身体调整于最佳状态。

在此，推荐几款适用于光敏性皮炎患者的日常调理茶饮。

静肤亮瞳饮：薄荷3片，杭菊花8朵，金银花一小撮，以沸水冲泡之，适合于平日常坐办公室者；

疏风清心饮：竹叶一把，桑叶10片，以清水放于锅中共同熬煮10

分钟，待凉饮用，适于小便较黄及睡眠不足者；

健脾疏肝饮：玫瑰花 6 朵，山楂 3 片，生薏苡仁一小把，适于平素自感口舌粘腻，情绪不畅者。

相信如此调养，定能使皮肤恢复正常功能，加速病情的恢复，时刻抵御外邪对皮肤的伤害。

（二）莫让小问题变成大麻烦——防治夏季虫咬皮炎

1923 年，江湖中出现了一位"蛇花子"——季德胜。父亲去世后，25 岁的他开始独自以家传秘方为人治疗蛇伤。无奈秘方中药味繁多，病人服用十分不便，季德胜决心进行改良。于是，他尝遍方中诸药，尽管其中不乏有毒之品。为研制新药，他多次中毒，并故意让毒蛇咬伤自己，以检验药物疗效。历时 10 年，终于制成新药。这种药用于蛇咬病人，无不随手而愈。时至今日，季德胜蛇药片不仅是治疗蛇咬的妙药，还可治愈一系列的毒虫叮咬。

夏季气候炎热，人们脱下长裤长袖，换上清凉透风的短裤短衣，让清风拂过皮肤，带走多余热气。然而，夏季诸虫繁生，昆虫飞舞，人们随时随地可能会被叮咬。因此，虫咬皮炎是夏季的常见病、多发病。

顾名思义，虫咬皮炎，是由于虫类叮咬后因。皮肤接触虫类毒液或虫体的粉毛而引起的皮肤炎症。多发于夏秋季节，通常表现为突发的、质地偏硬的圆形、椭圆形红色斑块，中央有一小水疱或虫咬点。散在分布，剧烈瘙痒。继发感染后可引起局部脓疱、身体发热等。1-2 周可自行消退，遗留色素沉着。另有特殊的隐翅虫皮炎，表现为线状或条状的皮肤红肿，上有密集的水疱，灼热疼痛难忍。此外，还有桑毛虫皮炎，出现绿豆、黄豆大小的鲜红色水肿性红斑，或上有水疱，中央可见一深红色或黑色似针尖小点。

除去上述特别指出的两种昆虫，夏季引起虫咬皮炎的虫类主要有螨虫、跳蚤、蚊、虱等，常存在于草丛、草席及宠物毛发之中。在人们接触虫体后，由于叮咬之毒，加之腠理疏松，出现瘙痒难耐、团块丛生的皮肤症状。

虫咬皮炎并不可怕。在确定是虫咬皮炎后，可以尝试用以下方式处理：

1. 小苏打水涂擦法。取黄豆大小的小苏打粉，加入300毫升清水中搅拌均匀，用棉签蘸涂于皮疹处，每日2次。适用于症状较轻、皮疹散发的虫咬皮炎。

2. 湿敷法。取纱布4层，浸于冷水中，取出并适当绞干至湿透但不滴水，盖于患处湿敷10-15分钟，每日3-4次。适用于皮疹基底部较大，颜色较红的患者。

3. 马齿苋捣敷法。取新鲜马齿苋，捣烂后敷在患处，覆盖面积要超出皮疹，15分钟后以湿毛巾揩去，每日2次。适用于肿热较甚，较为严重的虫咬皮炎。

若更甚者，红肿热痛不堪，可用"虫咬神药"季德胜蛇药片内服联合外用。

以上为出现虫咬皮炎后的处理方法，但此时往往已瘙痒不堪。因此，在日常生活中养成防虫咬的习惯，建议如下：

（1）尽量穿着透风的长裤，勤换洗衣物；（2）新购草席或搁置已久的草席，先在室外充分拍打后再用热水擦洗、晾干后使用；（3）避免踏入草丛及植株密集之处，注意宠物毛发清洁；（4）保持床褥的整洁，室内使用蚊帐或选择可靠品牌的蚊香、蚊香片、蚊香液等驱蚊产品；（5）保持环境的干燥，常通风，注意环境卫生，及时清除垃圾和污水。

虫咬皮炎虽对身体功能影响不大，但严重的瘙痒可使人烦躁恼怒，成片的红斑有碍仪表，错误的自行处理方法（如抓破、涂酒精、喷洒花露水等刺激性液体）更会使小问题衍生为大麻烦。因此，在平日我们应保护好自己的皮肤，防止昆虫叮咬；在患有虫咬皮炎时，更应以正确的方法处理，必要时寻求医生的诊治。

（三）秋风与蟹脚——湿疹患者难言的"痛"

"秋风起，蟹脚痒。"秋风送爽，蟹脚味美，可谁知，如此惬意之物，偏偏是湿疹患者的难言之痛。

蟹是中国传统美食，食蟹在中国历史悠久。南北朝的著名文人毕卓曾如此描述他的人生理想："得酒满载百斛船，四时甘味置两头，右手持酒杯，左手持蟹螯，拍浮酒船中，便足了一生矣！"他说人生只要有酒有蟹，还有什么可求呢？螃蟹归肝、胃经，据清代王士雄所撰的《随息居食谱》中记载："螃蟹可补骨髓，滋肝阴，充胃液，养筋活血，治疸愈核。"不过，螃蟹又性寒、味咸，因此平素脾胃虚寒、大便溏薄者须慎食，而湿疹等过敏性患者食之更易导致疾病发作。

秋季正是由暖转寒的季节变换之时，长夏的湿气此时转向燥气。《素问·阴阳应象大论》中描述秋燥："在天为燥，在地为金，在体为皮毛，在藏为肺，在色为白……在窍为鼻。"此时秋燥易伤口、鼻、肺，损及皮毛腠理。同时，秋季乃过敏性哮喘、鼻炎好发之时，也是湿疹、特应性皮炎等过敏性皮肤疾病易患之季。

湿疹，中医称为湿疮、浸淫疮。所谓"浸淫"，即有缠绵反复，流滋难愈之意。除此之外，还有对称分布、形态多样、瘙痒不堪的特点。究其病因，主要是由内外因素的相互作用。其根本原因在于先天禀赋不耐，或脾胃虚弱、运化失调，水湿内蕴；更有情绪紧张，熬夜焦躁，心火内盛，加之外受风邪侵犯，风湿热邪相搏，泛于肌表而成。清代《医宗金鉴·外科心法要诀》说："此证初生如疥，瘙痒无时，蔓延不止，抓津黄水，浸淫成片。由心火、脾湿受风而成。"所以中医治疗该病多以清热祛风利湿治其标，健脾益气养血润燥缓其本。

湿疹需要防、治结合。《素问·四气调神大论》云："是故圣人不治已乱治未乱，不治已病治未病。"如何结合防、治呢？首先，在日常生活中，针对秋燥需勤用润肤剂。湿疹虽有湿阻，但更会因邪伤阴血而致肌肤干燥脱屑。润燥不碍祛湿，更能有效缓解瘙痒。其次，需要饮食合宜。日常饮食中尤其须忌食"发物"，除了螃蟹之外，还需避免食用加重皮肤疾患的动风发散之品，如辣味、海鲜、烧烤、羊肉、鹅肉、酒、菌菇、鲫鱼等。此外，芒果、荔枝、桂圆、榴莲等热性水果，也需忌食。秋季可多食莲子、山药等健脾之品。最后，还要注意起居得当。保持充足睡眠，每晚十点左右入睡为最佳，次日晨起后可行五禽戏、八段锦等导引运动疏通经络、调和气血，筑牢肌肤藩篱，御邪于外。合理调治，湿疹患者就可享受秋季之美，不会"春恨复秋悲"了。

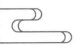

警惕乳腺杀手
——乳腺癌

◎薛晓红

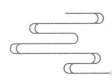

　　乳腺癌是女性最常见的恶性肿瘤之一，全世界每年约有 120 万妇女患乳腺癌，50 万人死于乳腺癌。我国虽属乳腺癌的相对低发区，但发病率每年上升 3%，发病年龄亦呈年轻化趋势。以上海为例，乳腺癌已成为市区妇女最常见的恶性肿瘤和第三大恶性肿瘤死亡原因。由于早期乳腺癌，特别是原位癌是完全可以治愈的，所以早发现、早诊断、早治疗具有非常重要的临床价值。

早发现早诊断早治疗
哪些人易患乳腺癌？
　　在我国 45-55 岁是乳腺癌发病的高峰年龄，绝经后发病风险继续升高。现代流行病学研究提示，乳腺癌的发病与以下因素存在一定的相关性。

　　1.家族史。特别是受检者的母亲和姐妹曾患乳腺癌。

　　2.月经婚育因素。月经初潮过早（小于 12 岁）或闭经过迟（大于 50 岁）；大于 40 岁未育。

3.营养饮食及药物。高脂肪高蛋白高热量饮食导致超重肥胖，使生理发育、月经初潮提前，绝经后体重增加；长期饮食中不合理的性激素摄入增加、激素替代疗法等人为药物干预使停经年龄延长、绝经后过度补充雌激素，会大大增加乳腺癌的危险性。

4.一侧乳房曾患癌，对侧乳房也属易患部位，应作为重点检查对象。

5.精神因素。紧张焦虑、急躁恼怒、孤独抑郁等不良情绪刺激，导致神经内分泌系统功能失调，免疫力下降，容易发生癌肿。

6.环境因素及其他。长期暴露于各种有害物质，如化学物质、物理辐射；长期吸烟、酗酒等不良生活习惯等。

女性应怎样进行乳腺癌筛查？

早期的乳腺癌往往没有任何症状，因此乳腺普查的意义就显得尤为突出。普查的目的是早期发现恶性肿瘤、早期治疗，降低死亡率。尽管普查的目标和普查的意义都很明确，但国内参加普查者的比例还很低。在乳腺癌发病率逐渐上升的今天，希望广大妇女同胞能够提高健康意识，正确认识普查的重要性，为自己进行一点健康投资。20岁以上的成年女性应每3年由医生进行一次乳腺体检；35岁以上的妇女应当每年进行一次 B 超检查；40岁以上妇女，每年 1-2 次 B 超检查，每年还应进行一次乳腺 X 线检查；60岁以上者，每 1-2 年进行 1 次钼靶检查。这些普查建议仅适用于没有乳腺癌症状和体征的妇女，而有乳腺异常征象的人应立即进行必要的检查以排除乳腺癌。研究和实践证明，乳腺数字钼靶 X 线检查是最好的普查手段，可检出 85%-90% 的乳腺癌，尤其对无肿块乳癌（早期癌、微小癌、隐匿癌）有重要的临床价值，为无损伤性诊断乳癌最先进的检查设备；同时与临床体检、超声检查结合，敏感性更高。

怎样进行乳腺自我检查？

超过20岁的女性都应学会乳房的自我检查。在月经结束后3-7天内，每月一次为宜，方法如下：

①站立位，脱去上衣，首先观察双侧乳房的形态、大小是否对称，皮肤有无皱褶、凹陷、破溃或颜色改变，检查乳头有无破溃、湿疹或凹陷、朝向有无改变，有无溢液或溢血；②然后，身体前倾，一侧手叉腰，用另一侧手掌或指腹循着顺时针或逆时针方向在乳房表面及腋下轻轻滑动，感知有无硬结或肿块；③再检查乳头，用拇指和食指提起乳头，轻轻挤压，观察是否有液体溢出。切忌用力按压或抓捏乳房。再以同样方法检查对侧乳房。

当出现乳房硬结、肿块、乳头溢液时，应前往医院进一步诊疗。但是，乳房自我检查并不能检查出所有的乳房病变，如深部位肿块、微小肿块很难被检出。

★钼靶：操作简便；图像易于复核；微小钙化诊断原位癌；40 岁以上女性主要筛查手段。

★超声：鉴别囊性和实质性肿块；腺体致密患者；术前定位。

★磁共振：敏感性和特异性高；假体填充和家族遗传性乳腺癌筛查；操作复杂、价格较贵。

乳腺癌的症状有哪些？

1. 乳房肿块。触摸到有肿块，或凹凸不平。

2. 乳头溢液。特别是血性溢液，较多与乳癌并存，淡黄色乳头溢液也要进一步检查。

3. 乳房腺体局限性增厚。未绝经的妇女，乳房随月经周期有些大小变化时多属生理性；如果增厚组织长期存在，不对称与月经周期变化无关，或日益增厚及范围增大，尤其出现在绝经后妇女时，应予以重视。

4. 乳头糜烂。乳头溃烂或有湿疹，经反复局部治疗无效者，应做细胞涂片检查或活检及时做出诊断。

5. 乳房痛。在绝经前妇女，尤其随月经周期改变，痛的程度也有或轻或重的不同变化时，多属生理性；如痛为局限性，或发红发热，有固定的部位，与月经周期无关或为绝经后妇女，均应查明原因。

6.不明原因的乳晕皮肤水肿。乳头回缩以及乳房皮肤水肿呈橘皮样改变，或者皮肤凹陷呈酒窝状均需认真查清原因。

女性乳房如何预防保健

乳腺癌是可以预防的，女性可以从几方面注意乳房保健。

1.减少致癌因素。养成良好的饮食习惯，少吃高脂肪、高蛋白食物，多运动，避免肥胖。尤其是绝经后的妇女，体重较大的，患乳腺癌的概率较大。妇女绝经以后，卵巢功能没有了，月经没有了，但身体内还是有雌激素的，这是由肾上腺分泌的雄性激素或皮下脂肪转化而来的。肥胖的人之所以发病率高，是因为雄激素转化成雌激素，要在脂肪组织里进行。胖人脂肪多，转化的就多，因而得病的机会就多。再者，有些女性保健品含有雌激素，盲目服用后，也会增加患乳腺癌的要概率。因此，不要随便吃保健品。

2.加强高危人群的预防。35 岁以上仍未婚未育者、母亲或姐妹在绝经期前患了乳腺癌、家属中有两个以上的人患过乳腺癌、乳房有非典型增生等都是高危因素。建议这部分女性要定期到医院进行检查。

3.重视肿瘤筛查。Ⅰ期乳腺癌 90% 以上可以治愈，Ⅱ、Ⅲ期的患者 5 年生存率只有 83% 和 45%，Ⅳ期乳腺癌则不可能治愈。患者需要采用哪种治疗手段，也要由肿瘤分期来决定。乳腺肿瘤在Ⅰ期筛查出来，手术范围小，不用化疗，患者痛苦少，费用小，治疗效果较理想，还可以把乳房保留下来，对女性心理是极大安慰，还可保持良好的劳动能力。因此 35 岁以上的女性应每半年就做一次专门针对乳腺的检查。

患了乳腺癌怎么办？

乳腺癌是目前治疗选择最多、治疗效果最好的恶性肿瘤之一。专业、正确的治疗策略，可以很大程度上延长生存期、提高生活质量，有些患者甚至可以治愈。治疗方法分为：手术切除、术后根据医生指导配合化疗或放疗或内分泌或靶向治疗，并定期复查。还应保持良好的心态，积极开朗对待疾病有利早日康复；饮食方面需注意少吃高脂肪、高蛋白食物，适当运动，避免肥胖，不吃含雌激素的食品和保健品。

可适当配合中药治疗，中药对减少放化疗的副作用、减轻症状、提高生存质量是非常有益的。

①补气养阴，提高人体免疫功能，改善人体自身抵抗肿瘤的能力。

②活血化瘀，促进血液循环。手术化疗后，体内仍残留少量癌细胞，通过活血化瘀，可使癌细胞不停留在体内某一部位聚集扩增，而在体内流动直到凋亡。

③抗肿瘤。许多中药本身具有抗肿瘤活性，且无明显毒副作用，通过长期使用，可达到持续抗肿瘤治疗。

④改善患者饮食及睡眠等。

朱南孙先生关于扁鹊
三豆饮的临床运用二则

◎陈　正

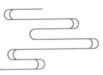

　　扁鹊三豆饮出自《证治准绳·幼科》，由绿豆、赤豆、黑稆豆、生甘草四味药组成，原方用于小儿天豆痘疮，有稀痘清毒、解毒消肿之功效，对麻疹也有预防作用。

　　沪上妇科名家朱南山先生早年应用本方治疗咽喉肿痛、脚气浮肿、疫毒热疮、食物中毒等症，朱氏传人朱南孙先生亦善用此方，在原方基础上加减化裁，大大扩大了临证效用。主要用于防治先兆子痫、妊娠或产后皮肤瘙痒，消除妇女面部色素沉着等症。兹介绍如下：

　　1.原方基础上加金银花、钩藤。有解痉消肿、清热安胎之效，尤宜子痫先兆服用。金银花清热解毒，主治温病发热、热毒血痢、痈疽疔毒等。钩藤有镇静、降压、清热平肝、息风定惊之效，用于头痛眩晕、感冒夹惊、惊痫抽搐、妊娠子痫、高血压等症。服法可煎汤代茶。

　　2.原方基础上加生地、忍冬藤、嫩钩藤、茯苓皮、地肤子、苍耳子、黄芩、当归身、白术。此方有养血祛风、健脾利水之功，可用于妊娠皮肤发黑、妊娠及产后面部、手部发黑、色素沉着或有皮肤瘙痒者。朱南孙先生认为此类症状是血虚生风，热毒蕴血，脾虚生湿所致。本方加入当归、生地，以养血凉血；忍冬藤清热和络，走达四肢；白术、茯苓皮健脾利水；苍耳子、地肤子祛风止痒；钩藤，黄芩清热平肝，亦可安胎。

验案二则

例1：王某，女，38岁。初诊日期：2014年9月3日。主诉2013年5月顺产一男婴后面部色素沉着，两颧呈蝴蝶状斑尤为明显。产后经水已行7次，每次提前5天，量多，有轻微腹痛。末次月经2014年8月24日，6天净。经后头晕神疲乏力。刻诊舌质红，苔薄少津，脉细。证属肾气虚弱，肝旺血热，冲任不固。朱师以平肝清热，益肾摄冲之方调治。处方：绿豆15克，赤小豆15克，黑稆豆15克，生甘草6克，生地9克，白芍9克，女贞子12克，钩藤（后下）12克，淡黄芩6克，旱莲草12克，芡莲须（各）12克，玉米须20克，生黄芪12克，桑海螵蛸（各）12克。以此方为基础，加减连续服用近四个月。另嘱患者将煮烂的三种豆类拣出，空腹食用，增加利水消肿、补充营养之效。

2014年12月28日复诊，经量正常，面部色素淡化，精力较前充沛。

按：朱师认为妇女面部黄褐色斑一般系由肾水不足、肝热偏盛所致。患者产后肾气亏虚，肾虚则固摄乏力，故经量多，久之恐阴血亏耗。其舌质红，苔薄少津是阴虚有热之象。阴血不足，肝热偏盛，冲任妄行，如此则热益甚而阴更虚。故先调其经为要，法取清肝滋肾以制阳光，补益肾气以固摄冲任。

例2：李某，女，29岁，2011年6月初诊。妊娠第一胎已五月余，无明显不适。近两周来皮肤瘙痒，始于手指、手背处，后发展至整个上肢，皮肤因瘙痒难忍而抓破，同时局部皮肤出现颜色逐渐加深，呈现明显黑斑。朱师诊之，认为病起胎火偏旺，热毒蕴结而致皮肤发黑；血虚生风，则肌肤瘙痒。治疗当以清热养血安胎为宜。处方：稆豆衣12克，赤小豆12克，绿豆12克，生甘草6克，地肤子12克，苍耳子9克，忍冬藤12克，生地9克，钩藤12克。此方服用两周，皮肤发黑明显改善，消退十之七八，皮肤破溃处结痂脱落，瘙痒亦止。

呵护母婴

助孕灸
——助你好孕

◎赵心华

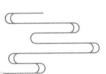

二十一世纪，人们的生育观发生了很大的变化，但是活泼可爱的孩子仍然是中国大多数家庭的快乐之源、奋斗的动力所在。然而这看似最自然不过的人类繁衍行为，却因难以受孕而成为当今许多家庭挥之不去的阴影。据2015年的不孕不育大数据调查报告显示，目前不孕不育的发病率高达15%，且呈现不断攀升与年轻化的趋势。有的夫妻因此感情破裂、家庭解体，使得不孕不育从单纯的医学问题，转化为突出的社会问题。

那么，如何才能交"好孕"？

首先，得弄明白人为什么会怀孕。

简单地说就是质量好的精子与卵子相遇结合成受精卵，并在子宫黏膜上着床的过程。然而就是这样一个看似简单的过程，却要经历很多环节的考验。精子要通过阴道、穿过子宫颈，在子宫腔内运行，最后才能进入输卵管同卵子"相会"。每一个环节出现问题，都有可能导致不孕。第一关是精子要通过酸性环境的阴道，在阴道的酸性环境下，大部分精子进入阴道没多久就死亡了；第二关是宫颈，宫颈黏液酸碱度的变化，对精子的穿入有很大影响。排卵期，精子易于穿入。第三关是进入输卵管与发育成熟的卵子结合成受精卵。精子从进入阴道开始到与受精卵结合一共有十几厘米的路程，看似很短，却是类似于"过五关斩六将"的漫长征程。这所有的环节都和身体的内环境有关，内环境恶劣则不易受孕。所以要想"好孕"就需要好的卵子、精子以及一路的畅通无阻。

目前认为，阻碍受孕的因素与男女均有关，本文着重讨论女方不孕。从中医角度来讲，体虚、宫寒、气血运行不畅，从西医角度来讲妇科炎症、输卵管阻塞或者不畅、排卵功能障碍等，都会对整个受孕过程产生影响。虽然影响受孕的因素有年龄、职业、不良生活习惯、食物污染、工作压力、情绪焦虑烦躁等多方面原因，但就我们身体自身来讲，以下几个因素特别重要。

1. 虚

身体亏虚，卵子质量不佳或无排卵。《宋氏妇科秘书》曰："大抵妇人无子，多因气血俱虚，不能摄养精气故也。"由于先天禀赋不足，或后天失养，饮食不调，加班熬夜，导致气血亏虚，冲任虚衰，胞脉失养，会影响优质卵子的生成和排卵，并导致不孕。

2. 寒

气滞血瘀，宫寒不孕。《诸病源候论》载："然妇人夹疾无子，皆由劳伤血气，冷热不调，而受风寒，客于子宫，致使胞内生病，或月经涩闭，或崩血带下，致阴阳之气不和，经血之行乖候，故无子也。"经期贪凉饮冷、愤怒伤肝、起居不慎，引起体内气滞血瘀，冲任受阻，瘀滞胞脉，进而导致不孕。

3. 湿

素体脾虚，饮食不节，或劳倦过度，损伤脾胃，痰湿内生，滞于冲脉胞脉，可致不孕。《丹溪心法》曰："肥盛妇人，禀受甚厚……经水不调。"痰湿体质人多见体形肥胖，现代医学也认为肥胖与女性不孕密切相关。肥胖者易出现高胰岛素血症以及胰岛素抵抗，高胰岛素血症还可引起高雄激素血症，导致不孕。

想要"好孕"，助孕灸来帮忙！

女子属阴，以血为本，气血失调、亏虚以及运行不畅是导致多种妇科疾病的基本病理因素，而助孕灸具有以下几个主要作用。

1. 补

增强体质，提高卵子质量。通过对某些穴位施灸，如足三里、气海、关元等，可以培扶人的正气，增强体质，而对不同的穴位和部位进行艾灸可以产生不同的补益作用。无论是调节阴阳、调和气血，还是温通经络、扶正祛邪，艾灸对人体都可起到直接或间接的补益作用。

2. 温

《本草纲目》记载："艾以叶入药，性温、味苦、无毒，纯阳之性，通十二经，具回阳、理气血、逐湿寒、止血安胎等功效。"艾灸能温阳暖宫，改善内环境，临床上很多人是由于阳虚寒凝而致不孕的。《黄帝内经》曰："督脉者……此生病……其女子不孕。"督脉古人称之为"阳脉之海"，汇聚了全身经脉的阳气，在督脉上艾灸，借助督脉总督阳气的作用，激发人体自身的阳气，再将这种温热通过复杂有序的经络系统层层传递到全身。

3. 通

活血化瘀、温化痰湿水饮，可促进受孕。经络是气血运行之通路，经络通畅，则利于气血运行，营养物质之输布。寒湿等病邪往往会闭阻经络，导致气血运行不畅，而艾灸能温通、促进气血运行，温暖经脉、活血通络，胞宫温暖、气血调和，则有利于受孕。

助孕灸常用取穴：关元、子宫、中极、八髎穴、三阴交。肾虚加肾俞、命门；肝郁加照海、太冲；脾虚、痰湿加足三里、丰隆。

在这里要提醒大家的是，不孕不育的病因复杂，对于大部分非功能性的，比如体虚、宫寒、单纯气血不调的可以选择艾灸的方法，而对于一些先天生理缺陷、畸形、精子抵抗或者肿瘤等造成的不孕则要先明确病因，再选择相应的治疗方法。在具体操作选穴方面还需要遵循中医辨证论治的原则，因人而异，有针对性，才能达到事半功倍的疗效。对于一些长期的难治性的不孕还要在医生的指导下综合调理。

产后保养

◎张婷婷 / 吴晓莹

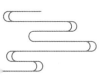

经历了十个月的艰辛，产后的妈妈们是不是觉得可以松一口气了？其实不然，产后血气衰、脾胃虚，此时更需要精心调养，故而产后保养十分重要。这不仅关系着妈妈们身体机能的恢复，也关系着日后的生活质量。那么，如何进行科学的产后保养呢？

遵医嘱，随复诊

产后全身脏器功能将会渐渐恢复到产前水平，特别是子宫的复旧。从恶露排尽到恢复，其间可能还要经历比如恶露不尽、产后发热、产后腹痛等过程，产后 6 周复诊健康检查，可以及早发现并预防。

避风寒，慎起居

"产前宜清，产后宜温"，说的是产前应用清热养血之法疗治阴血偏虚之体，产后应用温经化瘀之法疗治多虚多瘀之体，不可误用寒凉药物。所以产后应注意保暖防寒措施。有的妈妈问：夏季天气炎热是否就不需要防寒保暖？其实夏季容易贪凉饮冷，加之身体毛孔张开，如果因贪凉而将空调开得过低，寒凉之气容易由表入里。因此，在空调房内要注意室内的温度，减少皮肤裸露在外，可穿薄长袖及长裤。

产后元气还未恢复，应该保持足够的休息，不可过早操劳，保证有良好的精力照顾宝宝，更有利于奶水的生成，保证宝宝充分的营养。与家人合理安排照顾好产妇及婴儿，兼顾休息是十分重要的。古人云"七日内，毋劳洗以劳神，毋勉强早起，以冒风寒""产后月之内，毋多言、劳女工""产后暑月，毋用冷水洗手足""产后遇大寒月，用小衣烘热，常温腹内，冷则块痛久，虽药不行"。

勤锻炼，畅情志

这里说的锻炼是指需要适当运动，并不是躺在床上一个月都不动。产后如果长期卧床，最常见的问题便是下肢静脉血栓的形成。适当运动如做做产后保健操，还能预防产后阴挺下脱或产后血崩等疾病的发生，促进新陈代谢，亦可转换空间环境，调整心情。

产后抑郁是现代常见疾病，女性生育的压力、抚养的压力、职业的压力让产后抑郁患者日渐增多，调畅心情尤为重要，办法有许多种，如：转移注意力，向他人诉说，听舒缓的音乐，户外活动，新手妈妈间交流等。另外，妇女乳头属肝、乳房属胃，不论是肝郁气滞，还是胃失所养，均会影响乳汁的分泌，因此疏肝解郁、调畅气机，使气血自通，乳亦通也。

饮食的宜与忌

产妇饮食是新手父母们最关心的事情，门诊经常会被问道：医生我可以吃什么，不可以吃什么？现在我们来讲一讲产后饮食禁忌。首先，产妇生产后需要全面丰富的营养。产后，脾胃生化之精微除供应母体营养需要外，另一部分则随冲脉与胃经之气上行，生化为乳汁，以供哺育婴儿的需要。小儿名医薛已说："血者，水谷之精气也，和调于五脏，洒陈于六腑，妇人则上为乳汁，下为月水。"故在哺乳期，要了解因气血上化为乳汁，一般全母乳期无月经来潮的生理特征，然后我们还要具体的知道饮食有哪些宜忌呢?

　　宜:主食是能量的主要供给,身体的恢复及乳汁的分泌都需要大量能量,故而主食(即米、面等碳水化合物)的足量摄入非常重要。另外,蛋白质也是重要的能量供给来源,乳汁的产生,机体的正常代谢,都少不了蛋白质的支持,此时宜选用容易消化吸收的牛奶、鸡蛋、鱼等。各种维生素也十分重要,新鲜且性质平和的蔬菜水果皆适合食用,如空心菜、花菜、苹果、猕猴桃、香蕉等;蔬菜还可以补充一定的植物纤维,促进排便,对于便秘的妈妈们很有好处。

　　对于禁忌,我们可以参考清代《胎产指南》中提到的水果和食物宜忌,以及俗弊:果忌梨、藕、橘、柑、柿、西瓜,易致血块凝结;食忌冷粉、绿豆、冷饭、荞麦、苋菜、生菜、苔菜、冷菜;忌鹅、犬、牛肉,因虚人难以消化,又恐停血作痛;忌沙糖酒、独煎山楂汤,损新血;忌多食胡椒、艾、酒,行血致崩;忌生姜酒,发汗行血;忌浓茶汁,寒停血块痛。

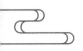

"虚"与"热"呵护母婴
——产后两大常见问题调养

◎朱凌凌

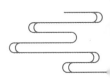

"坐月子"，是中国传统习俗的一部分，最早可追溯至西汉时期。很多人有疑问，为何欧美人产后百无禁忌，出产房就喝凉水，很快就可以上班，好像也没听说有月子病嘛？日本人也是黄种人，产后自己带小孩还做家务，她们有没有落下月子病呢？据不完全统计，欧美及日本女性中、老年时期患关节病变人群比例明显高于中国女性，这是否与坐月子有关，值得关注。

坐月子到底有没有必要？

女性，从怀孕到分娩经历了生理、心理方面的巨变。产后可能是一生中身体最为疲劳、虚弱，心理最为脆弱，最需要充分休养、家人关爱的阶段。所以坐好月子对每一位产妇来说都是至关重要的。

"坐月子"指在生产之后的 30 天-40 天的这一段特殊时期，有别于日常生活的生活方式、饮食方式，以及休养的方式。关于坐月子的时间，古人有"弥月为期，百日为度"之说。产后 1 个月称为"弥月"，即我们常说的"月子"。广义的"月子"指分娩后的 3 个月。这里的 3 个月，对应的就是"白日为度"。现代医学认为,"产褥期"指产后 42 天之内,恶露完全消失,产妇的子宫降入骨盆,并恢复到孕前大小。不同体质的产妇恢复的速度也是不一样的,气虚体质产妇普遍恢复较慢,因而需要休养的时间也更长。

中医认为生育消耗肾中精气,且生产的过程消耗体力、耗伤气血。现代医学认为孕妇在孕晚期全身关节、韧带在激素的作用下均呈松弛的状态。产褥期产妇通过排恶露促进子宫修复至孕前状态,通过排汗以消除水肿,同时产妇还承担了哺乳等任务,故而产褥期的调养对身体机能的恢复至关重要。原本体质好的产妇,采用常规的坐月子方法,可逐渐恢复怀孕之前的身体状态;而原先体质较差的产妇可利用坐月子的时机,采用适宜的饮食及生活方式达到改善体质的目的。

产后之"虚"宜滋养

产后身体主要的变化就是"虚"和"热"。什么是"虚"呢?中医学认为:由于妊娠和分娩损伤,易使全身关节出现松弛、空虚之象,加上生产过程耗伤气血,产后易出现气血两亏的情况,而肌肉、关节、骨骼等部位得不到气血充分温煦、滋养,易发生麻木、酸疼之症,故有产后"百节空虚"之说。

孕育新生命的过程需要消耗母体肾中精气,而生产过程无论顺产还是剖宫产都会耗伤元气,故而产妇普遍会出现体虚之象,比如:神疲、乏力、气短、腰酸、头晕等症,与孕前甚至孕期都判若两人。产后元气大伤,多表现为腠理空虚,大多数产妇易表现为动辄汗出,西医称此现象为"褥汗",这在孕前是难以想象的。通过长期观察,我们发现这种盗汗现象每个人持续时间是不同的,时间长短和产妇孕前体质呈正相关。一般正常人持续约半个月,也有体质属中医"气虚"的产妇持续一个月左右。这种不由自主地出汗非常痛苦,产妇常常夜间湿透衣服数次,此时应该及时擦干,迅速更换干爽衣服,否则夜间阴寒之气较重,产妇腠理疏松,汗孔大开,风邪最容易乘虚而入,极易导致产妇出现头痛、四肢关节疼痛甚至感冒。

产后坐月子期间直至整个哺乳期结束，产妇都应注意避风，少去公共场所，注意关节部位的保暖，不可贪图一时凉爽而落下病根。同时，针对产后气血两亏的状态，建议食疗时选用补气养血之品，如：党参健脾益气，太子参滋阴补气，当归、大枣之类养血补血；产后持续多汗（三周以上）可选用"玉屏风散"益气固表止汗；产后肾精不足，可食用海参、甲鱼、小米、核桃、杜仲、虫草等食物、药物补肾强腰、填精益髓。

热后有"热"不可清

何为"热"呢？老话说"产前一盆火，产后一盆冰"，其实不完全这样，通过我们的观察发现，很大一部分产妇通常并不是感觉畏寒、肢冷，相反绝大多数新妈妈都或多或少地出现多汗、口干、心烦、失眠、口腔溃疡、痤疮、便秘等热证，且母乳喂养时间越长，产乳量越多的产妇症状越多、程度越重。这是怎么回事？

从症状来看，以上均属热象，和孕期常出现的怕热、便秘、痤疮等热象虽有类似的地方，但此时为"虚火"和孕期属"实火"有本质区别。实火可用清热泻火的方法，而虚火只能用滋阴降火的方法。"虚火"主要由生产过程耗伤津血、产后哺乳、多汗等导致体内阴液大量损耗日久所致，所以不能妄用清热之品，比如绿豆、百合、黄连之类所谓"泻胎毒"之品当忌用，可采用麦冬、玉竹、芦根、太子参、银耳、枸杞等滋阴的食物或药物，以改善虚热的症状，使人体重新恢复阴阳平衡的状态。

中药洗浴法治疗小儿感冒

◎张　潮

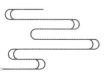

感冒是小儿常见疾病之一。一个孩子在一年内往往发生感冒数次之多，尤其是婴幼儿和学龄前儿童更容易感冒。

小儿感冒轻重程度相差很大。轻者，只是流清水鼻涕、鼻塞、喷嚏，或者伴有流泪、微咳，咽部不适，轻微发热，体温不超过 38℃，不影响小孩的食欲和精神状态。严重者，体温高达 39-40℃或更高，伴有畏寒、头痛、全身无力、食欲锐减、睡眠不安等全身症状。

小儿感冒是常见的"小毛病"，但是来不得半点马虎，因为小孩是"稚阴稚阳"的体质，疾病转变迅速，如果治疗不及时，或者治疗不当，常常可以由轻到重，并引起许多并发症，如淋巴结炎、扁桃体周围脓肿、气管炎及肺炎等。此外，还会引起免疫性疾病，如心肌炎、风湿热、急性肾炎等疾病。但同时，小儿"脏气清灵"，如果治疗得当，小儿感冒比大人更容易好，对药物或者其他治疗手段的反应比成人都要快，往往一两天就痊愈，有些小儿反复感冒，出现像大人一样"迁延难愈"的情况，实在是让人痛心。

中医学利用"解表"的理论，对治疗感冒形成了独到的方法，取得了良好的疗效，兹介绍中药洗浴法治疗小儿感冒。

适应证：感冒初期，流清水鼻涕、咳嗽，发热、胃口变差等。

处方组成：桑叶、青蒿、藿香、荆芥、薄荷各15-20克。如流鼻涕为主，加辛夷20克；咳嗽为主，加紫苏20克、枇杷叶20克；发烧为主，加金银花20克，如在夏秋两季发烧，再增加香薷20克。

用法：用容量3升以上的汤锅（直径25厘米以上），将上述药材放入锅中（或者用细网纱袋装好，煎好后连药袋一起放入澡盆中，效果更好），加水至最大量，浸泡30分钟，中火煮至水开（不可煮沸过久），即刻将药汁倒入澡盆中，调节水温水量，按照平日习惯洗澡即可。一般在睡前洗浴，如有发烧，下午再加洗一次。一包中药只煎一次。

注意事项：所用煮锅以不锈钢锅、陶瓷锅、搪瓷锅、砂锅最好，不要使用铁锅。洗浴时长同平常习惯，不可过久洗浴，仅在冬季可加热水一次，维持水温，洗浴时间控制在15-20分钟。洗浴时，重点擦洗鼻、口四周及肛门、腋下、背部、肘窝、腘窝等皮肤薄、易吸收的部位。洗后即擦干，避风，注意保暖。

感冒期间，要多喝温水，不要勉强小儿吃食物，如需要，可以吃点易消化的米粥，不吃荤腥及生冷食物（水果也少吃）。普通感冒，应用本方法一到两次即见效，如果无任何改善，发热持续不退，应及时去医院诊治。

中药洗浴疗法，是根据《儒门事亲》中"灸、蒸、熏、渫、洗、熨、烙、针刺、砭射、导引、按摩，凡解表者，皆汗法也。"的理论而来，主要是借助药味的气味，通过小儿的口鼻、皮肤吸收，具有副作用小、疗效迅速、简便易行等特点。

小儿推拿
——守护宝贝春日健康

◎张冀豫

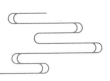

　　春寒料峭，气温反复无常，是感冒的高发季节。小儿子身体形气未充，脏腑娇嫩，因而更容易受到邪气的侵害。因此，随着每一次气温的变化，儿科门诊就会人满为患。每一次感冒、发烧，对于家长来说都是"胆战心惊"的考验。往往上一次的感冒还未痊愈，便又开始了下一轮的咳喘发烧。问题真的这么难解决吗？其实小儿推拿是宝宝预治疾病的妙法。

　　小儿推拿，早在明代就形成了完整的理论体系。它依托中医理论，立足小儿本身，单纯运用手法，达到调和阴阳、治病保健的效果。通过手法的刺激，来调动自身气血，将病邪赶出体外。中医学认为不同的邪气有不同的致病特点和临床表现。比如春季，邪气以风邪为主。《黄帝内经》载："风为阳邪，易袭阳位。"肺主皮毛，居五脏之阳位。春季易发疾病多属肺系病。咳嗽、咳痰、喘息、发热等是春季常见病、多发病。疾病变化多端，总是让着急、焦虑的父母无所适从，或许宝宝用过了退热药，但体温仍旧居高不降；或许服用了医院开的感冒药，效果却比较迟缓。这里我们介绍几种春季常见病的小儿推拿方法，供家长配合药物使用，增加疗效，护卫宝宝春季健康。

发 热

在中医看来，发热是人体正气和外来邪气在交争。换言之，是人体机能本能的一种对外反应，但有时正邪交争太过反而会对身体产生危害。因此可以采用小儿推拿，发散解表，祛除外邪，迅速退热。

1. 开天门

两拇指自两眉之中到前发际线，自下而上交替推。

功效：疏风解表、开窍醒脑、镇静安神。

2. 推坎宫

两拇指自眉头至眉梢分推。

功效：疏风解表、开窍醒脑，多与开天门配合使用。

3. 清天河水

自前臂正中线，由腕推向肘。

功效：清热解表、泻火除烦。

4. 推三关

孩子竖起大拇指，于手臂前臂桡侧由阳池穴推曲池穴。

功效：补气行气、散寒解表（用于风寒发热驱寒解表）。

5. 退六腑

孩子手可捏住自己的耳朵，前臂尺侧，从肘推向腕。

功效：清热、凉血、解毒。

咳 嗽

常规手法：开天门，推坎宫（如上）。

常规穴位：揉太阳，揉天突，推膻中，揉肺俞。

太阳穴：清肝明目、通络止痛；

天突穴：止咳平喘、降气祛痰；

膻中穴：宽胸理气、降逆平喘；

肺俞穴：补益肺气、止咳平喘。

由于导致小儿咳嗽的因素众多，通常采用常规手法和特殊手法结合治疗。

如：小儿急性支气管炎，常伴有肺部支气管湿啰音，可加按揉胃经丰隆穴（咳嗽多伴随咳痰，中医认为脾胃为生痰之源，按揉丰隆穴可祛痰化湿，减少痰液的生成）。

又如：小儿支气管哮喘，若以寒证为主要表现，可加"推三关"祛风散寒；若以热证为主要表现，可加"清肝经""退六腑"，清热解表、解郁除烦。

清肝经三法由食指近心端推至远心端。功效：平肝泻火、熄风镇惊、解郁除烦。

咽 痛

常规手法：清天河水，退六腑。

常规穴位：天突穴，肺俞穴，膻中穴。

小儿感冒时常会发热、咳嗽、咽痛合并出现，因此推拿时不同的操作手法可以互相配合使用。除特定的穴位按揉外，应注意感冒多由外感邪气引起，手法多以泻为主。小儿推拿认为，由近心端推至远心端为泻法，即方向应由肘部到手指，反之则为补法。

此外，由于手法的目的是驱邪解表，因此在进行小儿推拿时，频率要保持在每分钟 150 次以上，才能达到驱邪外出的目的。每项手法应以局部发热，或出汗为宜，一般每个手法 10 分钟以上。

尽管小儿推拿有诸多好处，但小儿疾病变化迅速，家长切不可以此代替专业医生的治疗，尤其是体温上升至 39℃以上，必须尽快就医，以免加重病情。

让推拿手法配合医生治疗，让每个孩子快乐享受每一个春天。

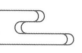

小儿推拿
——轻松打败夏季腹泻

◎蒋诗超

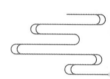

　　小儿腹泻是指儿童粪便溏泄，甚至稀薄如水样，每日大便次数增多。多发于夏秋季节，尤以 2 岁以下的少儿易发。很多家长对秋季轮状病毒引起的小儿腹泻比较熟悉，真可谓"谈轮色变"！其实，夏季也是小儿腹泻的高发期。夏季气候炎热，细菌繁殖迅速；而且在夏季，小儿对生冷瓜果、饮料的摄入量也会随之增加；加之小儿消化系统不成熟、消化酶分泌较少，所以小儿在夏季极易发生细菌性腹泻、喂养不当造成的积滞腹泻或受凉腹泻。腹泻的原因家长不一定能判断准确，但是，无论是什么原因引起的腹泻，家长都可以用以下按摩手法帮助孩子第一时间缓解不适症状。

　　具体操作手法：

　　一、摩腹 5 分钟：摩腹能够健脾和胃、理气消食，常用于腹泻、便秘、厌食等消化系统紊乱症状。推拿时，小儿平躺，家长坐于侧面。隔着小儿棉质贴身内衣，家长以掌或四指轻柔摩小儿腹部。先顺时针摩腹，以每秒一圈的速度，至少摩腹 5 分钟，才能起到健脾和胃、理气消食的理想效果。补充体液之后，下次可逆时针摩腹 5 分钟。切不可从一开始便逆时针摩腹止泻，否则，积滞、细菌等需要通过泄泻而排出体外的致病因素便会存留于体内，加重病情。摩腹的时候，家长需注意避免在小儿腹部皮肤上直接按摩，以免引起小儿皮肤损伤。摩腹时，小儿通常情况下不会抗拒，会感觉很舒适，因此经常会有小儿主动邀请家长为其摩腹。

二、揉脐 5 分钟：揉脐能够温阳散寒、补益气血、健脾和胃、消食导滞，常用于腹泻、便秘、腹痛、疳积等症。推拿时，小儿平躺，家长坐于侧面，可以隔着小儿棉质贴身内衣，用中指端以每秒 2 次的速度揉肚脐正中 5 分钟，不分顺时针或逆时针。揉的过程中，家长以揉动肚脐带动肚脐周围的肌肉运动为度，但是避免过度用力而使少儿感觉不适。

三、揉龟尾 100 次：揉龟尾能够通调督脉之经气，调理大肠的功能，且性平和，能止泻，也能通便。常用于泄泻、便秘、遗尿、脱肛。多与揉脐、推七节骨配合应用，治疗腹泻、便秘等症。推拿时，小儿俯卧于床上，或趴于家长腿上，露出龟尾穴部，家长以拇指指面或中指指面顶住小儿尾骨最下端，以每秒 2-3 次的速度按揉 100 次。揉的过程中，力度适中，不要太重，也不要太轻，否则会引起少儿不适而不配合。

四、推上七节骨 100 次：推上七节骨能够温阳止泻，多用于虚寒腹泻、久痢等症。临床上常与按揉百会、揉丹田等合用治疗气虚下陷的脱肛、遗尿等虚寒证。推拿时，小儿俯卧于床上，或趴于家长腿上，露出命门与尾椎骨端部分，家长以食指、中指、无名指和小拇指固定于小儿腰背部，以大拇指从尾椎骨端至命门部以直线形式，每秒 2-3 次的速度连续推拿 100 次。直推的过程中，力度要适中，避免擦伤小儿娇嫩的皮肤。如果小儿可以数数，家长推拿时可以鼓励小儿数一数家长推拿了多少次，这样既可以使少儿注意力集中、配合推拿，也可以锻炼小儿数数的能力。

除了以上四种推拿手法，家长还可以配合艾灸肚脐 15 分钟，起到温热小儿腹部、扶正养气，帮助小儿尽快恢复。艾灸时，家长要注意保持距离，不要烫伤孩子。灸到大便成形，再每周 3 次，每次 5 分钟，坚持一周，巩固效果。

当然，有效预防小儿夏季腹泻，减少小儿夏季腹泻的概率，也是非常值得家长关注的问题。

首先，如果是哺乳期间的幼儿，尽可能以母乳喂养。母乳营养价值高、含有多种消化酶和抗体，易于幼儿吸收，是防止腹泻的最佳婴儿食品。此外，在南方，夏季气候潮湿，婴幼儿脾胃功能减弱，所以婴幼儿断奶最好避开夏季。

其次，要合理喂养，添加辅食应逐步进行，遵循从少到多、从稀到稠、从软到硬的节律。

再次，培养孩子良好的卫生习惯。常洗手、不喝生水、不吃变质食物、少吃生冷瓜果，且瓜果要洗干净。特别注意，冰箱里拿出来的食物，食用前要充分加热，避免细菌污染引起小儿腹泻。最后，应避免长期滥用广谱抗生素，以免引起肠道菌群紊乱，使腹泻加重或迁延不愈。

当心！冰淇淋太凉

◎肖　彬

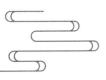

每到夏季，各种各样的冰淇淋就成了孩子们最大的诱惑，但是孩子冷饮下肚后，饭就吃不下多少，甚至过凉的雪糕还会引起腹泻、呕吐甚至发热，导致急性胃肠炎。而对于这类急性的问题，小儿推拿往往可以取得立竿见影的效果。

按照中医的疾病观念，之所以冰淇淋会引起胃肠的问题这与夏天天气的属性密切相关。夏天天气炎热，人体的阳气也浮在体表因而很容易出汗，阳气在表，自然体内的阳气就很容易不足，这也是为何需要"春夏养阳"的道理。中医理论认为，小儿体内"脏腑娇嫩，形气未充"，五脏六腑功能都是稚嫩的，均称为"稚阴稚阳"。冰淇淋属于寒凉之品，在小儿体内自然会扰乱阴阳平衡，出现肠胃功能的紊乱。同时由于冰淇淋中奶油滋腻不易消化，在胃中停留很容易滋腻化热，造成发热。

小儿推拿的特色在于标本兼治，一方面通过手法的作用调节肠胃，达到调和脾胃、止泻止呕的功效；另一方面"小儿百脉汇于两掌"，手掌穴位结合经络穴位，达到驱邪外出。具体的操作时主要作用在腹部、背部，以及四肢和两掌。

腹 部

腹部手法主要以摩腹为主，而摩腹直接作用于肚子，效果往往令人满意。摩腹应注意手法的力度、方向及频率。逆大肠蠕动的方向，即逆时针摩腹，往往用于孩子呕吐、腹泻，反之顺时针摩腹可以达到通便的目的。

方法：摊开手掌，放置于孩子腹部，逆时针推摩，以孩子肚子发热为准，一般时间在 10 分钟。此摩腹手法可以让孩子止住腹泻，同时促进肠胃功能运化。

背 部

主要采取推脊柱及按揉背俞穴相结合的方法。脊柱以推上七节骨为主，背俞穴以脾俞穴和胃俞穴按揉为主。

推上七节骨

以尾椎骨为起点，向上七个棘突的距离。将两手张开，四指向外固定在腰椎两侧，大拇指交替向上推七节骨，频率约为每分钟 150 次。

脾俞穴和胃俞穴

方法：适当力度按揉。

位置：脾俞穴（第 11 胸椎棘突下）旁开 1.5 寸；胃俞穴（第 12 胸椎棘突下）旁开 1.5 寸。

手法：持续按揉双侧，时间至少 5 分钟。

四 肢

选取中医穴位，并与小儿推拿手法结合，主要采用按揉足三里，清天河水为主。中医认为消化相关的疾病都可以通过穴位得到改善。

1. 清天河水

自前臂内侧正中线，由腕推向肘。

功效：清热解表、泻火除烦，主要用以小儿食积化热、发热等。

2.退六腑

孩子手可捏住自己的耳朵，由前臂尺侧，从肘推向腕。

功效：清热、凉血、解毒，与清天河水配合使用，用以小儿发热。

3.清板门

板门在手掌大鱼际平面。

呕吐一般由腕横纹推向板门，腹泻由板门推向腕横纹。

4.按揉足三里穴位外膝眼下三寸（四横指宽），胫骨旁开一横指。

手法：持续按揉单双侧，时间至少5分钟。

夏季孩子的疾病多数集中在脾胃，而上述的方法在小儿推拿中都是应用广泛的治疗脾胃疾病的手法。对于夏季小儿常见的发热、呕吐等疾病，最好的方法就是预防，尤其孩子脏腑娇嫩，抵抗力较差，过凉的饮食和过冷的环境都会引起脾胃疾病。因此预防比治疗更为重要。

秋燥小儿咳　推拿献计策

◎蒋诗超

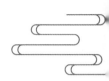

　　秋天天气转凉，早晚温差加大，气候干燥，加之小儿呼吸系统黏膜娇嫩，血管丰富，因此秋季是小儿因呼吸道感染而引发咳嗽的高发季节，故秋季小儿咳嗽，以燥咳比较少见。面对动辄就咳三四周的情况，父母除了慌乱无奈地给孩子服用祛痰、中枢镇静等各种止咳药外，还有哪些方法能缓解小儿秋季燥咳呢？

　　海派儿科推拿的以下四种手法都可以帮助缓解少儿咳嗽，而且这套手法即便是没有医学基础的家长也容易掌握。

　　具体操作如下：

　　一、清肺经100次。"清肺经"能够宣肺清热、疏风解表、利水消肿，常用于感冒发热或肺热咳嗽、痰鸣等肺经实热证。推拿时，小儿可仰卧床上或坐在椅子上。家长坐于旁边，一手持握小儿一只手，另一手大拇指螺纹面着力，自小儿无名指尖直推至指根。以每秒2-3次的速度柔和推拿100次。推拿时，为了避免对小儿皮肤造成损害，可以配合使用介质，比如温水、冬青膏等。

　　二、按揉天突300次。按揉天突能够理气化痰、降逆止呕、止咳平喘，常用于咳嗽、咽喉肿痛、哮喘、胸中气逆等。按揉时，小儿可仰卧于床上，家长用中指端着力，以每秒 2 次的速度按揉小儿胸骨切迹上缘、凹窝正中处，即颈部锁骨窝，连续按 300 次。按揉这个穴位，家长注意避免往咽喉深处用力，而要往锁骨骨头的外缘方向用力，以免刺激气管而引发咳嗽。如果小儿觉得不适，配合度不好，家长可以适度按揉完天突之后，以做游戏的形式，在孩子天突穴的位置吸吮至出痧，也有很好的缓解咳嗽和咽部红肿不适的效果。

三、揉肺俞 300 次。揉肺俞能宣肺益气、化痰止咳，增强小儿的呼吸功能，用于咳嗽、咳喘、痰鸣、支气管炎等。揉肺俞时，小儿俯卧于床上，或端坐于椅子上，露出后背肺俞的位置。请孩子低头，颈后部最高的突出部位为大椎。大椎向下数三个胸椎棘突，棘突下与两肩胛骨内缘连线中点，便是肺俞穴。家长以每秒 2 次的速度双手拇指或食、中二指端连续按揉肺俞穴 300 次。呼吸系统容易发生感染的少儿，或正处于呼吸系统疾病中的孩子，按揉此处会有不同程度的痛感。所以，家长按揉时一定要遵循从轻到重的力度按揉。可以配合讲故事、看电视、玩游戏的方式，分散孩子注意力。

四、分推肩胛骨 300 次。分推肩胛骨宽胸、理气、化痰、止咳，常用于咳嗽、急慢性支气管炎、支气管哮喘、胸闷等。操作时，小儿俯卧于床上，或者正坐于板凳上，露出后背上部分肩胛位置。家长双手大拇指或食、中两指从双肩胛骨内缘上部开始，沿肩胛骨内缘以每秒 1-2 次的速度向下分推。推时切忌使用蛮力，速度适中，力度柔和。可适当配合推拿介质，易于操作。对于小儿常见的外感咳嗽初期，每天推拿 2-3 次，能有效调理呼吸系统功能，缓解咳嗽症状。

除了推拿，家长还可以结合生活中的各方面，促进推拿的效果。

①多进行室外活动，通过游戏、跑步、做操等加强小儿呼吸系统和消化系统的功能。

②室内常通风换气，活动室及卧室经常通风，常晒被褥。

③根据气候的变化，及时为孩子添减衣服。

④及时足量饮水，也可以适当在水中添加蜂蜜润肺。

⑤生活有规律，饮食有节制。少吃肥腻、煎炸、甜食品；多食健脾、养肺的食物，如银耳、黑木耳、白萝卜、白果、百合等。

⑥感冒流行期间，家长尽量减少带小儿去人群集中的公共场所。

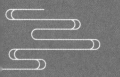

大众养生

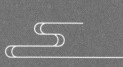

读嵇康养生之"五难"

◎李海英

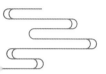

　　魏晋之时，养生之学大兴。嵇康（223-262），幼年丧父，自小受老庄思想的影响，一生倾心于养生之学，为魏晋时期的养生大家。《晋书》有云："康早孤，有奇才，远迈不群。身长七尺八寸，美词气，有风仪，而土木形骸，不自藻饰，人以为龙章凤姿，天质自然。恬静寡欲，含垢匿瑕，宽简有大量。学不师受，博览无不该通……善谈理，又能属文，其高情远趣，率然玄远。"后来由于政治原因，嵇康英年早逝，但在中国养生学史上依然占有非常重要的地位，著作《养生论》是中国养生学史上第一篇较全面，较系统的养生专论，书本他提倡"导养得理可寿"，并精辟地阐述"形神兼养，重在养神"等养生问题，对当今养生学仍具有指导意义。

　　嵇康研究养生的同时，亦身体力行。其友人言"与康居二十年，未尝见其喜愠之色"。虽然他提出的"越名教而任自然"的养生思想已随时光远去，他的"养生五难"却因其深刻的内涵，至今仍发人深省。他认为："名利不去为一难；喜怒不除为二难；声色不去为三难；滋味不绝为四难；神虑精散为五难"。强调此"五难"不除，无论怎样吃药进补，都难免疾病缠身，无法健康，更别提长寿。科技飞速发展的今天，养生仍然是一个时髦的话题,大街小巷各式各样充满了时尚元素,并且价格不菲的养生会馆就是最好的证明。但现在人们似乎走入一个误区,以为听着轻音乐,吃着药膳,做着 SPA 就是养生。殊不知当人们在社会生活、工作、人际交往中奔波,疲于应对各种压力想起养生的时候才发现已经无处寻觅宁静的安放内心之处。其实千年以前,嵇康留给我们的养生箴言,一直在提醒世人不要盲目追随名利;不要喜怒无常,注意精神自我调解;不要体力透支,迷恋声色;不要饮食无常,要"多清淡、少厚味";不要精神焦虑,要全神内守。返璞归真,拥有淡泊的心志,才是养生的本质。

养生学是经过漫长的历史积累逐渐形成的独具中国传统特色的文化。有人说养生就是根据生命规律养护身心,保持或增进健康,减少疾病,以延年益寿的一种措施。对于博大精深的中国养生学,这只是一个抽象的概念,实际上中华民族的养生之道,概括了几千年来的医药、饮食、宗教、民俗、武术等方面的养生理论。养生之术也是在不断发展中,逐渐丰富起来,包括神养、行为养、气养、形养、食养、药养、术养等等,其中尤以"神养"最为重要。古语有云"精神之于形骸,犹如君王之于国家。"清朝文学家纪晓岚之先师陈自崖曾云"事能知足心常泰,人到无求品自高",指出了恬淡寡欲是一种崇高的养生境界。可见养生重在养心,心境平和、气息调匀,乃养生之大道。

《红楼梦》中的饮食养生

◎贡树铭

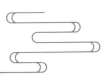

　　《红楼梦》是我国四大古典小说之一，也是艺术成就最高的长篇古典小说。当时京师流行的竹枝词说："开谈不说《红楼梦》，纵读诗书也枉然。"鲁迅先生也盛赞《红楼梦》的价值"在中国底小说中实在是不可多得的""自有《红楼梦》出来以后，传统的思想和写法都打破了。"《红楼梦》不仅在文学艺术方面有很高的成就，而且书中对于饮食方面的描写以及其背后的养生之道，也同样值得研究。

饮酒中的养生之道

　　《红楼梦》第三十八回林黛玉饮酒的情节这样写道："……黛玉放下钓竿，走至座间，拿起那乌银梅花自斟壶来，拣了一个小小的海棠冻石蕉叶杯，丫头看见，知她要饮酒，忙着走上来斟，黛玉道：'你们只管去，让我自己斟才有趣儿。'说着便斟了半盏，看时，却是黄酒，因说道：'我吃了一点子螃蟹，觉得心口微微的疼，须得热热的吃口烧酒。'宝玉忙接道：'有烧酒'……"这儿提到的烧酒，是杂粮蒸馏而成的，味辛，性大热，祛寒力强。黛玉嫌黄酒热力不足，要喝烧酒解蟹寒。烧酒的功用，除可解蟹寒外，还能温中提神、祛风活血。不过饮烧酒如果过量，就会

"腐烂肠胃，溃髓蒸筋，伤神损寿"。好在林黛玉自知酒力，只喝了一二口，否则就"非徒无益，而又害之"了。

黄酒较烧酒平稳、和顺，但冬季冷饮黄酒容易引起胃中不适，还会损碍肺的功能。《红楼梦》第八回："……这里宝玉又说：'不必烫暖了，我只爱喝冷的。'薛姨妈道：'这可使不得！吃了冷酒，写字打颤儿。'宝钗笑道：'宝兄弟，亏你每日杂学旁收的，难道就不知道酒性最热，要热吃下去，发散的就快；要冷吃下去，便凝结在内，拿五脏去暖他，岂不受害？从此还不改了呢。快别吃那冷的了。'宝玉听这话有理，便放下冷的，令人烫来方饮。"薛宝钗说得很有道理，冬天烫酒，可以减少身体内热能的消耗和减轻对胃的刺激。另外，酒中含有的乙醛有刺激性，但在21℃时就可以挥发。酒烫后，能使乙醛等刺激性的有机物随温度升高而加速挥发，同时也会使酒更加芳香浓郁醇厚。

无论黄酒、烧酒，不论是在酒席上饮酒，还是在家中自饮，都不能过量。吴仪洛在《本草从新》中说："少饮则和血行气，壮神御寒，辟邪逐秽，暖水脏，行药势；过饮则伤神耗血，损胃烁精，动火生痰，发怒助欲，致生湿热诸病。"对此，《红楼梦》中也有类似的叙写："宝玉笑道：'听我说罢：这么滥饮，易醉而无味。'"（第二十八回）"凤姐儿自觉酒沉了，心里突突的往上撞，要往家去歇歇。"（第四十四回）"袭人见芳官醉的很，恐闹他吐酒，只得轻轻起来，就将芳官扶在宝玉之侧，由他睡了。"（第六十三回）

凤姐酒醉后心跳加剧不耐应酬、袭人怕芳官醉后吐酒，都说明过量饮酒的种种不良反应。狂饮滥醉，不仅刺激大脑皮层，造成兴奋或抑制过度，还会伤损肝、胃、胰、心等器官。

佳肴名点中的养生之道

提起《红楼梦》中的佳肴名点，就不禁使人食欲大开，馋涎欲滴，有的还颇合养生之道。

《红楼梦》第三十五回写了宝玉挨了父亲的打后，伤病在床时，想吃一样名贵的菜汤"莲叶汤"的情节："宝玉笑道：'……倒是那一回做的小荷叶儿小莲蓬儿的汤还好些。'薛姨妈……因笑向贾母王夫人道，'你们府上也都想绝了！吃碗汤，还有这些样子……'凤姐儿……便笑道：'这是……借点新荷叶的清香，全仗着好汤……'说着，吩咐厨房里立刻拿几只鸡，另外添了东西，做十碗汤来。"上面引述的莲叶汤，就连"珍珠如土金如铁"的薛家的薛姨妈也不免笑道"你们府上也都想绝了"。凤姐则说出此汤的特点："借点新荷叶的清香，全仗着好汤。"荷叶性味甘平、涩、无毒。其实荷的各部分都可供药用：其柄名荷梗，蒂名荷蒂，叶名荷叶，果壳名莲蓬，果实名莲肉或莲子，其中的绿色胚芽名莲芯，其地下茎名藕（包括藕节），都可入药，都有养生疗疾之用。

《红楼梦》记载的贾府名点有 19 种之多，其中最具养生作用的要算山药糕了。《红楼梦》第十一回中写道："秦氏（秦可卿）道：'……昨日老太太赏的那枣泥馅的山药糕，我吃了两片，倒像克化的动似的。'凤姐儿道：'明日再给你送来。'"

秦可卿说老太太赏的枣泥山药糕"克化的动"，带有奉承贾母的味道。不过，病势沉重的人称赞这糕容易"克化"，想必不但味道好，而且容易消化。现在的酒席上常常也用山药糕作为一道点心，不过馅儿不一定用枣泥，也有用豆沙的，同样香甜可口。如果用元贞糖制作"杞子山药糕"，可成为糖尿病人最理想的养生食品。

茶事描写中的养生之道

《红楼梦》中的茶事描写，处处给人以美的享受，并且折射出养生之道，从《红楼梦》中常见的漱口茶即可见一斑。

用茶漱口，有清洁口腔、消除口臭、预防龋齿等作用。《红楼梦》中多次提到了漱口茶："又有人捧过漱盂来，黛玉也漱了口，又盥手毕。然后又捧上茶来，——这方是吃的茶。"（第三回）"麝月听说……拿了大漱盂，宝玉漱了口，然后才向茶桶上取了茶碗，先用温水过了，向暖壶中倒了半碗茶，递给宝玉吃了；自己也漱了一漱，吃了半碗"（第五十一回）

"上汤时，贾母说：'夜长，不觉得有些饿了。'凤姐忙回说：'有预备的鸭子肉粥。'贾母道：'我吃些清淡的罢。'凤姐儿忙道：'也有枣儿熬的粳米粥，预备太太们吃斋的。'贾母道：'倒是这个还罢了。'说着，已经撤去残席，内外另设各种精致小菜。大家随意吃了些，用过漱口茶，方散。"（第五十四回）另有一部《遵生八笺》中也主张用漱口茶书中载："人固不可一日无茶，然或有忌而不饮，每食已，辄以浓茶漱口，烦腻顿去，脾胃自清。凡肉之在齿间者，得茶漱涤之乃尽消缩，不觉脱去，不烦刺挑去。"说明用茶漱口，可以使"烦腻顿去"、"脾胃自清"，还可以代替牙签（不烦刺挑），使嵌在齿缝里的肉，"得茶漱涤""乃尽消缩，不觉脱去"。不过，用茶漱口最大的功效，还是预防龋齿。

北宋文学家苏东坡也主张用茶漱口。他在《茶说》中说："浓茶漱口，既去烦腻，且苦能坚齿，消毒。"这里所说的"坚齿"，就是"防龋"。那么，龋齿是怎样引起的呢？是因为人体所必需的微量元素"氟"摄量不足。氟可以使脱钙的牙齿再钙化，并能干扰细菌的产酸过程。如果人体摄氟量不足，则牙釉发育不良，牙齿的耐酸性耐磨性差，就会影响牙齿的健康而引起龋齿。人体内的氟元素主要来源于饮水，而我国绝大部分地区尤其是南方，饮水中的含氟量大都较低，因而龋齿发病率较高。所以，要预防龋齿，必须增加氟的摄入，而茶叶中的含氟量之高为各类食品所罕见，为粮食、蔬菜的几十倍至几百倍。利用茶叶防龋则是简易有效的方法。茶叶经开水浸泡后，约有80%的氟元素可进入茶汤被人体利用。每日喝茶10克，大约可获1毫克氟，这对牙齿的防龋保健十分有益。没有饮茶习惯的人，或因某种疾患不宜饮茶者，可以只用茶水漱口，也同样有防龋作用。可见《红楼梦》中多次提到用茶漱口，是很有道理的。

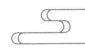

吃茶养生溯医源

——荣西与《吃茶养生记》

◎刘克申

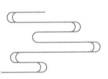

　　《吃茶养生记》是日本文化史上的经典之作。《吃茶养生记》的作者荣西是日本文化史上一个永远的话题。他是日本临济禅宗的创立者，也是日本的茶道之祖。

　　荣西（1141—1215），俗姓贺阳，备中国（今冈山）人，年少随父研习佛典，十四岁在比睿山落发受戒。荣西在比睿山研习天台密教，静心精研大藏经典达八年之久。随着对佛典研习的精进，荣西愈感到汉传佛教的博大精深，于是立志西行入宋，寻访佛门遗踪，领悟佛法真谛。日本仁安三年（1168年）四月，荣西从博多（今福冈）坐船出发，首次入宋，他在明州（今宁波）上岸。作为天台学僧，巡礼天台祖庭是荣西入宋的目的，然而就在滞宋期间，荣西又寻访了广慧寺。广慧寺是禅宗之山门，此次寻访乃成为荣西与禅宗结缘的契机。荣西回国后，将中国带回的天台章疏六十余卷呈比睿山天台座主明云，自己则在山中继续研读经论。日本天台宗本就是"圆、密、禅、戒"的"四种相承"，禅列在其中。在中国与禅宗的接触，激发了荣西对禅的兴趣。荣西在研习天台密教的同时，研读了大量已流布日本的禅林经典。文治三年（1187年），已近天命之年的荣西决定再度入宋。荣西第二次入宋从温州瑞安府上岸，登天台山拜谒万年寺虚庵怀敞禅师。虚庵禅师乃临济宗黄龙派第八代传人，荣西投其门下认真研读，刻苦参究。学禅四年，荣西跟随侍奉虚庵怀敞禅师，不离左右。归国之际，宋光宗下授以千光禅师之号，并赐以伽梨衣（袈裟），以示得嗣法印可[1]。从此，荣西就成了临济宗黄龙派的日本法脉。回国后，荣西在日本各地兴建禅寺，如博多的圣福寺、仓的寿福寺、京都的建仁寺[2]，四方参禅者如云，而作为临济宗的创立者荣西也奠定了其在日本佛教史上的地位。

荣西在中国习禅四年，不但得中国禅宗之真传，而且还把中国禅林饮茶风俗带回了日本。茶在中国有悠久的历史，至唐宋年间，禅林饮茶之风盛行。"遇茶吃茶，遇饭吃饭"，参禅坐禅与吃茶吃饭一样平常，并无神秘之处。平常心是道，此乃禅道之本义。禅僧一般持斋，过午不食，坐禅修定之后便是煎茶吃茶，其间禅僧们往往即兴发挥，机锋相酬。茶与禅紧密联系，所谓茶禅一味，即体现了两者之间的相通。在中国禅林度过五个春秋的荣西，自然是深切领会茶禅之间的密切关系。回日本后，荣西大力推行吃茶之习，他还亲自把从中国带回的茶种种在筑前的背振山上。荣西是把推行吃茶之习作为弘扬禅道的一种手段，最终形成了日本独具特色的茶道。如今，作为日本文化的一部分，茶道已植根于日本人的生活之中，而荣西则被尊为日本的茶道之祖。

荣西曾作《吃茶养生记》，此作问世以后一直被视为日本茶道的经典。若从传统医学角度审视的话，不能不说其更是一部极具实用价值的医作。《吃茶养生记》序曰："优惟天造万象，造人以为贵也，人保一期。守命为贤也，其保一期之源，在于养生。"[3]何以养生，吃茶也。故荣西在卷首就赞道："茶也，养生之仙药也，延命之妙术也"，推崇吃茶养生之情，溢于言表。荣西是僧侣，同时又是一位造诣精湛的医人。僧侣行医，是日本中世纪社会的普遍现象。荣西在序中写道："谓劫初，人与天人同。今人渐下渐弱，四大五脏如朽然者，针灸伤，汤治亦不应乎，若好此治方者渐弱渐竭，不可不怕欤。昔医方不添削而治今人，尌酌寡者欤""闻今世之医术、则含药而损心地、病与药乖故也。带灸而夭身命，脉与灸战故也。"[3]养生与医道，实为一辙，荣西为时人不解养生而"渐弱"，不能与"天人同"而发出由衷的感喟，更为世医医方、医术皆因循守旧，墨守成规，不"斟酌""损心地""夭身命"而忧虑，于是有感而发，写下了这部传世之作，"留赠后昆，共利群生"[3]。

《吃茶养生记》共上下两卷，分两门述言。上卷说五脏和合门，五脏为肝心肺肾脾，和合者，调和之意也。《礼·乐记》中有"合生气之和，道五行之常"之语[4]。五脏调和，始能康泰无疾。五脏各司其职，各有所好。《吃茶养生记》曰：肝脏好酸味，肺脏好辛味，心脏好苦味，脾脏好甘味，肾脏好咸味。又据《尊胜陀罗尼破地狱仪轨秘抄》"以五脏充五行（即金木水火土），又充五方（即东西南北中）"[3]。五行之说出自中国，最早见于《书经》洪篇："天乃锡禹洪九畴，彝伦攸叙，初一曰五行"，又："一五行：一曰水，二曰火，三曰木，四曰金，五曰土。"[5]五行之说与阴阳之说构成了中国古代的一种朴素的唯物哲学。古人在对宇宙万物的长期观察中，发现自然界的事物虽然千变万化，错综复杂，但是都有其矛盾与统一、生克与制化的共同规律，从而产生了阴阳五行的学说。阴阳五行学说实际上是中国人的宇宙观和认识论。中国的传统医学是在不断实践中发展起来的，古代医家观察到人体的变化与自然息息相关，以及人体的五脏六腑与经络的互相关系、生理上的相互生克与制化、病理上的相互传变，均有一定的规律性，于是就引用当时业已流行的阴阳五行学说阐明医学上的道理。被视为传统医学的大典《黄帝内经》，就是以阴阳五行学说为基础建构其理论体系的。阴阳五行学说成为传统医学的理论基础，而传统医学偏重实证的特点，又使其为阴阳五行学说提供了最为有力的理论支持。理论是要有实践来支持的。如果没有传统医学作为实证支持，阴阳五行学说作为一种认识理论能够普遍为人们所接受，并在漫长的历史中经久不衰，是难以想象的。那么根植于中国的五行之说何以见之于佛教密宗经典《尊胜陀罗尼破地狱仪轨密抄》？据日本学者森鹿三考证，八世纪初，天竺名僧善无畏受命于唐玄宗，将此佛典从梵语译成汉语。梵语原典中有五大之说即空风水火地，为使中国人易于理解，善无畏翻译时将其配以中国的五行之说[3]，于是中国的五行之说就出现于这部佛教经典之中。荣西是位博学洽闻、既精佛典又通医理的僧医，从《吃茶养生记》中不难看出，荣西对《黄帝内经》早已是精研细读，对阴阳五行之说更是融会贯通，深得其三昧。五味、五行、五方之外，又据《五藏曼荼罗仪轨抄》释五脏之说，"肝，东方何佛也，又药师也，金刚部""心，南方宝生佛也，虚空藏也，即宝部""肺，西方无量寿佛也，观音也，即莲花部""肾，北方释迦牟尼佛也，弥勒也，即羯摩部""脾，中央大日如来也，般若菩萨也，佛部"[6]，将中国传统五行配以天竺五部，两者相汇，共为一体，客观上反映出天竺佛教文化之影响。荣西认为，肝脏好酸味，"酸味者，是柑子橘柚等"；心好苦味，"是茶青木香等"；脾好甘味；"甘味者，是砂糖等"；"又一切食以甘为性也"；肾好咸，"咸味者，是盐等也"[3]。五脏之中，心脏为君王。五味之中，苦味为上首，故"心脏爱此味，心脏兴则安诸脏"，"心脏弱则五脏皆生病"[3]。荣西的这些论述显然相承于中国的传统医学理论。《黄帝内经》中有对五方、五行、五味与五脏的论述："东方生风，风生木，木生酸，酸生肝。南方生热，热生火，火生苦，苦生心。西方生燥，燥生金，金生辛，辛生肺。中央生湿，湿生土，土生甘，甘生脾。北方生寒，寒生水，水生咸，咸生肾"（《素问·阴阳应象大论》）。荣西所言可以说是对《黄帝内经》理论的诠释，而其对心脏的认识亦源自于中国的传统医学理论。《圣济总录》曰："心为君主之官。神明之府。"[6]在传统医学理论中，心是五脏六腑的大主，生命活动的根本，居于首要地位，所有一切精神活动都受心之支配。心主血脉，其华在面。心又开窍于舌，舌为心之苗，心气通于舌。心脏正常，舌就能辨五味。由此可见，心脏与人体健康密切相关。故荣西又说："若身弱意消者，可知心脏之损也，频吃茶则气力旺盛""心脏无病，亦长命"，盖因"茶是苦味之上首也"[3]。荣西历数日本人不解茶德，不食苦味的种种弊害后，主张仿效中国人那样吃茶，由吃茶而养生。

中国是茶的发源地。根据史料文献记载，中国饮茶的历史可以追溯到公元以前的周朝[8]，而在唐宋，饮茶成风，禅林尤盛。唐李珏说："茶为食物，无异米盐，人之所资，远近同俗"。[9]宋王安石有《论茶法》，其曰："茶之为民用，等于米盐，不可一日以无。"[10]茶已在人们日常生活中成为不可须臾离开之物。以食养生是中国传统医学理论中的一个重要思想，是所谓医食同源也。唐代孙思邈的《备急千金要方》中有"食治"篇，其在序中这样写道：理于烦毒者，药也。济命扶危者，医也。安身之本，必资于食。救疾之速，必凭于药。不知食宜者。不足于存生也。不明药忌者，不能以除病也。……是故食能排邪而安腑脏，悦神爽志，以资血气，若能用食平疴释情遣疾者，可谓良工。长年饵老之奇法，极养生之术也。夫为医者，当须先洞晓病源，知其所犯，以食治之，食疗不愈，然后命药[10]。

正是基于茶作为食"能排邪而安脏腑，悦神爽志以资血气"，孙思邈把茶列在"食治"篇述其性味："茗叶。味苦咸酸。冷。无毒。"[11]翻检医籍本草，历代医家对茶多有所述。荣西作为两度入宋的一代医僧，对于中国的医籍本草，潜心精研，早已烂熟于心，还作《吃茶养生记》，叙茶之效能，引经据典，得心应手。《广雅》《博物志》《神农食经》《华佗》《本草拾遗》诸书，乃至晋唐人诗词，皆可见于其文之中。论述茶名、茶树形态、采茶制茶，被誉为茶祖的荣西更是驾轻就熟，诸家本草，方志笔记，旁征博引，出之有据，言之成理。如考辨茶名，《茶经》曰茶名有五，一名茶，二名槚，三名蔎，四名茗，五名荈。除此以外，或有所阙。荣西广搜博采，溯流求源，如《尔雅》《广州记》《南越志》《魏王花木志》，事关茶名，方言俚语，无不研核，而后逐一罗列条陈。又如茶茗二字，世人多作同义解，而荣西探赜索隐，穷幽洞微，考辨两者之别："早采者云茶，晚采者云茗。"论及采茶制茶，荣西曰："朝采，即蒸，即焙之，懈倦怠慢之者不可为事也。焙棚敷纸，纸不样，诱火工夫而焙之，不缓不急，竟夜不眠，夜内可焙毕也，即盛好瓶以竹叶坚封瓶口不令风入内。则经千岁而不损矣"。[3]荣西言此乃在宋时亲眼所见，不难想见其留宋期间，学禅之余，亲躬茶乡，细观茶事，从种茶采茶，焙茶制茶，到吃茶品茶，乃至世风民俗，皆详察细究，故能娓娓道来，涉笔成趣。

《吃茶养生记》卷下为遣除鬼魅门。何谓鬼魅者？其曰："四众多犯威仪，不顺佛教之时，国土荒乱，百姓亡丧，于时有鬼魅魍，乱国土，恼人民，致种种之病无治术。"[3]致人以病者鬼魅也。目睹"医明无知，药方无济，长病疲极，无能救者"的现状，荣西以医道拯危济世，他认为许多病之所以"无能救者"，是医家不明病因，误用治方所致。如中风手足不从心病，此病起于寒气，以针灸出血，汤治流汗，实为厄害。应该"永却火忌浴，只如常时不厌风，不忌食物，漫漫服桑粥桑汤，渐渐平复无百一厄"[3]。若欲沐浴时可煎桑一桶，三五日入浴一次，此是"第一妙治也"。而"若汤气入，流汗必成不食病"。荣西论医，主张先究病因，然后施治下药。观其治方，多有用桑。至于谈及桑治良方秘法，更是如数家珍，如桑粥法、桑煎法、服桑木法、含桑木法、桑木枕法、服桑叶法、服桑葚法等等。桑在佛国天竺视作诸佛成道之灵木，佛珠佛杖，皆用桑木。桑树底下，鬼魅不来，故成为万病之良药。桑入本草，桑方治病在中国古已有之。《本草纲目》曰：桑，性"甘、寒、无毒"，主治"伤中、五劳六极、赢瘦、崩中绝脉，补虚益气。"曰："方书称桑之功最神，在人资用尤多。"[12]荣西所述的桑方种种，乃是其得自唐医（日本称中国医人为唐医）之口传，据言"治诸病，无不效验矣"[3]。桑谈之余，话回本题，卷下末有论吃茶之法，曰："极热汤服之，方寸匙二三匙，多少随意，但汤少好，其又随意，殊以浓为美。"[5]寥寥数语，平平淡淡，却道出了吃茶之要义乃在随意。

《吾妻镜》载，建保二年二月，将军实朝为病所恼，某日酒醉，二日不醒。近侍四方奔走，寻医访药，延请名医多人诊治，皆不奏效。后荣西闻此事，称良药进呈茶一盏，将军服后，霍然而愈。尔后，荣西又净写"誉荣德之书"呈进，此书即《吃茶养生记》。

吃茶不止于养生祛病，荣西言茶为"诸天嗜爱"，故可供天。供亲则令父母无病长寿，当可尽孝。茶"上通诸天境界，下资人伦"[3]。通读《吃茶养生记》，掩卷而思，不能不令人发出赞叹，妙哉茶也。

　　荣西生活的时代是日本历史上佛教色彩最为浓重的时期。在这一时期，僧侣阶层是社会的主流，佛教的影响渗透于社会生活的各个领域。在动荡不安的时代，佛教成为人们摆脱现实生活中各种烦恼的心灵慰藉，而要解脱肉体伤病苦痛唯有医术，于是医术又成为体现佛教济世理想的手段。中世日本社会的医学活动以寺院为中心展开，被称为僧医的僧侣是承担医学活动的主体，这就决定了这一时期的医学很大程度上受到佛教思想的影响。《吃茶养生记》明显地反映出中世日本医学的这一特点。同时，从这部著作中不难发现，中世日本医学与中国传统医学（尤其是隋唐医学）虽仍是一脉相承，但已显露出注重实用化的趋向。《吃茶养生记》谈吃茶，论养生，其阐医道奥义，鞭辟入里，丝丝入扣。《吃茶养生记》并非卷帙浩繁的鸿篇巨制，但它一问世便腾于众口，播于遐方，成为历代医家学人研读的名篇。中世纪的文字今天读起来多少有点艰涩，然而诠释、考辨、解读者至今不绝，缘由就在于其承载了太多的那个时代的文化信息，因而有着无法抗拒的魅力。谁也不能否认荣西是位造诣精深的医家，相较之下，人们更能记得他是临济禅宗的开山和日本茶道之祖。

参考文献

[1] 佛教称印证、许可为印可，犹言同意。东晋十六国后秦摩罗什译《维摩经·弟子品》中有："若能如是坐者，佛所印可。"

[2] 日本大百科全书·荣西[M]. 平凡社，1986.

[3] 荣西. 吃茶养生记（《大日本佛教全书》第四八卷·禅宗部）[M]. 铃木学术财团

[4] 礼记（新世纪万有文库）[M]. 沈阳：辽宁教育出版社，1997.

[5] 周易·诗经·尚书（新世纪万有文库）[M]. 沈阳：辽宁教育出版社，1997.

[6] 森鹿三. "吃茶养生记"补记（千宗室监修《茶道古典全集》第三卷）[M]. 淡交社，1958.

[7] 圣济总录·心痛门[M]. 北京：人民卫生出版社，1962.

［8］冈夫编. 茶文化［M］. 北京：中国经济出版社，1995.

［9］李珏，论王播增权茶疏.（《全唐文》卷七百二十，北京：中华书局，1983.

［10］王安石. 临川集·卷七十［M］. 文渊阁四库全书.

［11］孙思邈. 备急千金要方［M］. 北京：人民卫生出版社，1962.

［12］李时珍. 本草纲目［M］. 北京：人民卫生出版社，1982.

龙身蛇形太极之"五行功法"

◎张周吉

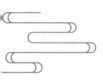

　　龙身蛇形太极拳是瞿荣良先生在充分吸收杨氏太极流派"全佑老架""常式太极"之龙走蛇游、旋转折叠、神意充沛、起伏绵柔特征的基础上，结合自幼习练形意拳、心意拳的体会，以及练习太极拳的受众群体年龄偏大、习练者以健身养生为主的特征，不断在拳法、套路、理论基础上进行改革推新，最终在各家拳术的基础上编创而成。近几年，龙身蛇形太极拳发展十分迅速，在辅导培训、高校推广、学术交流、非物质文化遗产等多方面取得了显著成就，并数十次在省市级、国家级及国际竞技比赛中摘得桂冠。2013年入选上海市浦东新区非物质文化遗产名录，2015年入选上海市太极拳非物质文化遗产名录。目前辅导中心已经遍及全国各地，仅上海已拥有近40余个辅导中心，培训学员数万人；同时已进驻上海大学、青海大学、天津理工大学等16所高校，深得师生们一致的认可与喜爱。

　　"五行功法"是结合中医五行学说与经络理论，凝练龙身蛇形太极拳之精华而编创的简易套路。注重阴阳、动静、虚实、内外相合，强调气息、意劲的顺达，简便易学，是一种老少皆宜、科学有效的健身功法。主要包括：预备式（起势）、手挥琵琶、提手上势、白鹤亮翅、如封似闭、玉女穿梭、收势。

预备式（起势）

动作分解：身体自然站立，脊柱正直挺拔，两足平行分开；两肘自然下垂，两手置于大腿外侧，十指放松并拢，手心略内含。头要正直，劲项自然松竖，两肩松沉微向前合，胸部自然宽舒，腹部充实松静，腰部沉直，两跨松开内收，裆部虚圆，臀部略内收，两膝微向里内扣。接上式，两肩带两臂，两臂带动两掌，双手随势微微内旋，两膝慢慢屈膝下蹲，重心落于两腿之间，成马步式。

要点：虚领顶劲，含胸拔背，气沉丹田，尾闾中正，沉肩垂肘。

用法：精神内固，守我之静以待人之动。内外合一，体用兼全。

手挥琵琶—心—火

动作分解：左（右）。重心坐于右（左）腿，左（右）腿足跟着地成虚步，沉肩、垂肘、坐腕，指节微微上翘，大拇指和食指内扣，掌根下称，意贯指尖。眼视左（右）掌，顾及右（左）掌，平视前方。

要点：含胸拔背，尾闾中正，气沉丹田，沉肩垂肘坐腕。

用法：步行前虚后实，不大不小便于进退；出手一长一短，三尖相对，护喉、胸，左捌右采，蓄势以观其变。

提手上势—脾—土

动作分解：左（右）。与肩同宽或大于肩宽成马步式，足尖向前，身体转正，重心于两腿之间。右（左）掌上托，左（右）掌下压，成对拔劲，眼视前方。

要点：虚领顶劲，含胸拔背，沉肩垂肘。

用法：合手踏脚、套脚，与对手肘、腕相衔接时蓄势以待对手之变动，其进我捋，使其站立不稳。

白鹤亮翅—肺—金

动作分解：左(右)。两掌至于额头上方，左右手中指相对，两臂前合呈圆形；收胯，下沉成马步。左(右)转腰 45 度，带左(右)臂，掌心向外，指尖相对。腰带回动作，左(右)手掌心向内，中指向对，左(右)转身，右(左)脚后跟撑转，右(左)脚蹬直，左(右)脚不动。

注：先做左式全部动作后，再做右式动作。

要点：虚领顶劲，含胸拔背，尾闾中正，裹裆护肫。

用法：如遇对手来袭，手脚要上下相随，运用粘、连、粘、随的技法，使其力量分散不整，为我所制。

如封似闭—肾—水

动作分解：左(右)。重心移至右(左)腿，左(右)胯带左(右)膝、左(右)膝带左(右)足，向前迈出成左(右)弓步，同时两肩带两臂翻掌向前平行推出，掌心向前坐腕，眼视前方(注：先做左式全部动作后，再做右式动作)。

要点：沉肩沉肘，含胸拔背，尾闾中正，裹裆护肫，气沉丹田。

用法：两手向怀内抽，关闭门户使对手不得进，即如封；含胸坐胯两手分开，两手心向对手肘腕按去，使其不得分开走化，即闭；同时配合腰力进攻向对方胸部按去掷出。

玉女穿梭—肝—木

动作分解：左(右)。左(右)臂随蹲马裆内旋小臂翻掌，弧形向左(右)上方推掌；右(左)掌随左(右)臂而行，沉肘坐腕立掌一起向左(右)推掌，掌心向外、指尖向上，至右(左)臂肘内侧；左(右)臂、肩、肘与肩同高，左(右)掌心向外，指尖向内。

要点：含胸拔背，尾闾中正，沉肩垂肘，坐腕立掌。

用法：以棚劲将对手手腕棚住，手掌从肘下穿出袭击对手胸部。左右手相穿，飘忽不定，乘虚袭击。

收 势

动作分解：双手顺势下按，弧形状由下往外打开，在百会上方掌心相合，掌心合实往下至腰，掌心向内往后，从大腿外侧延伸至肩高，掌心向后。头要正直，劲项自然松竖，两肩松沉微向前合，胸部自然宽舒，腹部充实松静，腰部沉直，两跨松开内收，裆部虚圆，臀部略内收，两肩带两臂，两臂带动两掌，两臂内旋，向两侧摆起，两掌相叠置于丹田处（男性左手在内，女性右手在内），两掌以肚脐为中心揉腹，双掌松开，两臂自然垂于体侧，气沉丹田平视前方。

要点：体态安详，周身放松，呼吸自然，气沉丹田。

作用：气息归元，放松肢体肌肉，愉悦心情，进一步巩固练功效果，逐渐恢复到练功前安静时的状态。

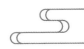

关注你的五脏
——中医的"五脏"和西医的"五脏"一样吗？

◎赵心华

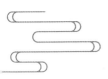

　　小明今天放学回家，看到爸爸妈妈急匆匆地在马路边招出租车，他急忙问发生了什么事情。妈妈说隔壁张阿姨出车祸了，具体情况还不知道，爸爸妈妈赶紧要去医院帮忙。小明一听也很着急，张阿姨孤身一人生活，平时对他很好，现在出了这种事情，他也吵着要同去。

　　到了医院，医生说："经检查，她被车子撞得前臂骨折，脾脏破裂，大量出血，情况很危急，需要马上手术，切除脾脏。"刚说到这里，小明就非常激动地插嘴："脾怎么能切掉呢？切掉的话张阿姨以后怎么吃饭啊？不能切！不能切！"爸爸拉过小明，说："小孩子懂什么呀？！不许在医院乱吵！听医生的！"

　　小明非常着急，赶快给张叔叔打电话，说明了此事。小明说："张叔叔，你不是告诉我脾为后天之本，对人体非常重要，食物吃到肚子里的，都要靠脾才能吸收营养，运到全身各处。那现在要把张阿姨脾给切除了，她以后怎么吃饭、怎么生活啊？！"张叔叔听了说："噢，小明，你说的是中医的脾吧，而现在医生要手术切除的是西医学称作的脾。他们可是不一样的哦！具体有什么不一样，等我有空再告诉你吧。"

周日，张叔叔来小明家做客，又与小明讨论起此事。张叔叔说："虽然中医和西医用于人体五脏部位的名称是一样的，都叫心、肝、脾、肺、肾。但是内涵却不完全一样。就说脾吧，对西医而言，脾就是指位于腹腔的左上方呈扁椭圆形、暗红色的一个有形的脏器。它是人体内重要的淋巴器官，具有造血、滤血、清除衰老血细胞及参与免疫反应等功能。因它含血量丰富，能够紧急向其他器官补充血液，所以有'人体血库'之称。但是它质软而脆，如果人突然受到大的冲击，脾就会破裂，引发大出血，所以要马上切除脾脏。"

"而中医的脾脏，根据《黄帝内经》理论，脾具有对胃中的饮食物进行消化、吸收的作用，并能输布营养物的精气到达全身，滋养身体。人出生以后，生命活动的继续，精气、血、津液的化生和充实，均有赖于脾脏运化的水谷精微，所以称脾脏为'后天之本'。而且脾与四肢、肌肉、口、唇、涎相关，还与四季相联系。所以中医的脾脏所蕴含的信息是非常大的。"

张叔叔还说："西医的五脏是来源于解剖的，着眼于脏器的实体；而我们中医称的五脏，它的一方面来源于古代解剖知识，更重要的是人们长期对人体生理、病理现象的观察以及医疗经验的总结。还有，我们现在写的"五脏"，在中国古代可不是这样写的，要写"五藏"。藏（zàng），本身就具有"藏（cáng）"的意思。因为中医认为，五脏都具有储藏精气的功能，所以写作'五藏'。因此，中医学中一个脏的生理功能，可能包含着西医解剖学中几个脏器的功能；而西医解剖学中的一个脏器的生理功能又可能分散在中医学的几个脏腑的功能之中。你可不能因为它们名称一样，就以为它们是相同的脏器，它们之间不能完全等同啊！"

小明听完后，长舒了一口气，"哦，原来是这样啊！张阿姨被切除的脾和中医的脾脏不是一个东西啊。"

家庭药品储存小贴士

◎王尔亮

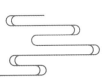

密闭保存：有些药品长期接触空气会容易氧化，如维生素C、鱼肝油滴剂等，因此需要密闭保存。另外，一些易挥发的药物如红花油、碘酒及含酒精的制剂也需要密闭保存。密闭保存的药物应放在玻璃瓶内，瓶口要封严，不能用纸盒贮存，否则易变质。

防潮保存：许多药品在潮湿的空气中，会吸收空气中的水分而潮解，出现发霉、发酵、粘连等潮解现象。因此，应尽量将这类药品放在密闭的小瓶内，并置于干燥处保存。特别容易潮解的药品有：阿司匹林、酵母片、维生素B1、葡萄糖酸钙及一些含糖多的糖衣片。

冷藏保存：温度过高会变质或变形的药品应放在冰箱中冷藏。受热后易变质的药品一般在包装上都会注明贮藏温度，常见需冷藏的药品有胰岛素、丙种球蛋白及各种生物制剂。

室温保存：很多人习惯将药物放在冰箱里，实际上并非所有药物都需要低温保存。一些糖浆类药品，如果放到温度过低的冰箱里，会降低药物的溶解度。而皮肤外用乳膏剂，一旦存放温度过低，会导致基质分层，影响药物的均匀性和药效。

避光保存：阳光中的紫外线会加速药物的变质，特别是维生素类和抗生素类药，遇光后颜色会改变，药效也会降低，甚至会变成有害、有毒的物质。比如维生素 C 片剂，如果在变质后服用，会使人产生胆结石。孩子常用的鱼肝油遇光后效果会降低。所以对于维生素、抗生素以及氨茶碱、硝酸甘油及各种针剂等，储存时最大的禁忌就是阳光，必须要避光存放。而避免遇光变质，最好的办法就是放置在棕色瓶中并置于暗处保存。

眼保健操白做了？你可能按了"假穴位"

◎唐天瀛

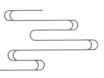

"为革命保护视力，预防近视，眼保健操现在开始，闭眼……"，这指令和节拍，对现在已长大成为父母的中年人依旧熟悉。1961 年，北京教育局普查显示，中小学生视力下降程度逐年增加，针对以上情况，教委将刘世铭创建的眼保健操征询当时京城最负盛名的两位中医按摩专家——北京中医医院骨按科的李玉田主任和中国中医研究院广安门医院按摩科的卢英华主任的意见，两位专家肯定了眼保健操的保健作用，并进行了一定调整及优化。时过境迁，2008 年，新版眼保健操问世。北京市疾控中心对 300 名中小学生进行了新版眼保健操的试用追踪和效果评估。对比新老版本眼保健操操作前后，学生的视力、脑力、眼血流速度等指标显示：新版眼保健操能更有效改善学生视力、缓解眼部疲劳等的作用，各项指标均优于老版眼保健操。

正确地做保健操同用眼卫生相结合，可以防治近视、保护视力。如果做眼保健操马马虎虎或者是按压穴位不正确，无异于隔靴搔痒，起不到应有的作用。2008 版眼保健操进行了优化，可能人们会新旧版混淆，但更多的可能是取选不准或方法不当。大家快来看看，你们家孩子有没有按对穴位？

一、按揉耳垂眼穴，脚趾抓地

用双手大拇指和食指的螺纹面捏住耳垂正中的眼穴，用大拇指和食指有节奏地揉捏穴位，以酸胀为度。同时用双脚全部脚趾做抓地运动。

耳垂正中的眼穴如下图所示：

操作要点：大拇指抵在耳垂后，然后食指稍稍立起来，用指腹前端压揉，穴位按压正确的话，会有明显酸胀感，孩子和家长在做操的时候也要注意修剪指甲，防止损伤皮肤。

二、按揉太阳穴，刮上眼眶

用双手大拇指的螺纹面分别按在两侧太阳穴上，其余手指自然放松、弯曲。伴随音乐口令，先用大拇指按揉太阳穴，每拍一圈，揉四圈。然后，大拇指不动，用双手食指的第二个关节内侧，稍加用力从眉跟刮至眉梢，两个节拍刮一次，连刮两次。如此交替，做四个八拍。

太阳穴定位方法：

太阳穴在眉梢和目外眦之间，向后一横指，大家可以找到一个凹陷，太阳穴就在这个凹陷正中。按揉下去，会觉得有酸胀的感觉。

刮眼眶具体是什么？刮眼眶不是刮上眼皮，重点是用食指第二节的内侧面刮眉毛，刮的时候可以感觉到眉下有块眼眶骨，且刮的时候有酸胀的感觉，位置大致就正确了。再自己微调按压点，找到最合适自己的角度。

三、按揉四白穴

用双手食指螺纹面分别按在两侧四白穴上，大拇指抵在下颌凹陷处，其余手指自然放松、握起，呈空心拳状。

四白穴定位方法：

四白穴其实还是比较容易定位的。首先用指腹摸到下眼眶的骨头边缘，找到下眼眶正中，指腹向下触摸，移动约一个指腹的长度，会摸到面部骨头（颧骨）上有个凹陷，这个就是四白穴。按揉四白穴时要稍微用点力气，按到酸胀适中才能达到预期的效果。

四、按揉风池穴

用双手食指和中指的螺纹面分别按在两侧风池穴上，其余三指自然放松。

风池穴定位方法：

首先双手从两边摸自己的后脑勺（枕骨），再向下慢慢移动到自己的后颈部，颈部和枕骨交界的地方有个凹陷，向凹陷顶端靠近枕骨处向内上方向用力，酸胀处就是风池穴。根据人体肌肉丰厚程度的不同，需要适当增减力量，原则仍是以按压至酸胀为宜。

五、按头部督脉穴

双手手指屈曲按压在头部督脉穴上，从前往后，手指放松。

按摩要点：按摩如果觉得力气小的，可以稍微立起指腹，用指腹前段按压（注意指甲不要抠到自己的头皮），以敏感酸胀为宜。

如何检验自己是不是按到了"假穴位"？

按揉穴位不对，或力道不足是按不到真穴位的。总结眼保健操找到真正穴位的重点便是：找凹陷，酸胀感。如没有找到凹陷，或者没有酸胀感，还需要再仔细找一找哦！

做眼保健操要持之以恒，而且同样花一分钟时间，为何不认真做呢？当然方法也很重要，若按了不正确的穴位可能就白做了。因此，父母看懂了先自己找到正确穴位，然后帮助孩子矫正错误按揉点！这样自己和孩子都能从每天两次的眼保健操中获益！

好气色让你不做黄脸婆

◎张苇航

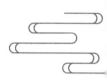

　　每个人都期盼健康，而健康的标志之一就是我们的脸。很多情况下，面部的表现能最直观地反映出身体内部的状况。所以，无论中医还是西医，望诊中的望面色都是最首要的诊查步骤。那么，你了解你的脸色吗？你会呵护你的脸色吗？

了解你的脸

　　祖国传统医学认为，头面部是人体气血汇聚的地方。人的容貌与脏腑经络功能有着千丝万缕的联系。《黄帝内经》中总结说：心其华在面，肺其华在毛，肾其华在发，肝其华在爪，脾胃其华在唇四白。其中，心是推动全身气血运行的原动力，脾胃是气血生化的源头，与面色的关系最为密切。

　　在人体经络中，所有的阳经都在头面部聚合，督脉绕头部正中，足阳明胃经主要分布在面部，足少阳胆经绕耳、行于头侧面，足太阳膀胱经循行于头后侧以及额头。

　　我们中国人肌肤的底色偏黄，因此正常的面色是红黄隐显，明润含蓄。如果脏腑的气血旺盛，经络的功能协调，面部也会从内而外透出光泽，表现出好气色。

善待你的脸——内部调养是基础

想要拥有自然健康的面色，内部调养胜过外部修饰。虽然随着时间流逝，肌肤的营养逐渐流失，但通过全身性的调理，可以使脏腑气血生成旺盛、运行顺畅，自然面部也能得到更多滋养，从而延缓衰老。其中，养心、补脾是最重要的环节。饮食调补是我们日常可以随时进行的，豆制品和坚果类食物都是女性养颜的法宝。要想脸色好，平时可以常吃些豆腐、芝麻、核桃仁、红枣、花生、桂圆肉等。在冬季，可以根据体质适当服用膏方滋补。减肥的女性朋友们千万不要盲目使用致泻、催吐等方法，否则减了体重却伤了面色，实在是得不偿失。但在"补"的时候，也一定要注意"通"，使得气血不瘀滞，否则营养过剩，面部也会产生脂肪粒、痘痘等。同时，我们也一定要注意面色的改变是不是与体内的疾病有关，比如心脏功能减退造成的面色发白、肝功能出现问题导致的面黄、肾功能不好出现黑眼圈等等，千万要去医院及时诊治噢！

劳逸结合理

肌肤养生要注意劳逸结合，呵护你的脸也需要劳逸结合。劳，指的是可以采用按摩等方法，让你面部的肌肉运动起来，促进气血的流通。比如浴面法，就是将手搓热后，从面下部开始，向上、向外至额角依次推擦，并按压鼻翼两侧的迎香、四白穴，眼周的睛明、丝竹空穴，耳前的耳门穴等。不仅有畅通气血、提神醒脑的功效，还对感冒有一定的防治作用呢。

逸，就是要给你的面部皮肤减负，让它多休息。除必要的保湿、防晒之外，尽量减少化妆的次数和时间。化妆后一定要做好卸妆和清洁工作，不可带妆入睡。不可长期使用美白、祛斑一类的功能性化妆品。每天晚上一定要让你的皮肤清清爽爽地休息，第二天才能恢复好状态。

乐观自信助美颜

俗话说，女人不是因为美丽而可爱，而是因为可爱而美丽。健康有序的生活方式，有助于保持良好的精神状态。这也是所有养生的原则：饮食有节，起居有时，适当运动，情志舒畅。只要你拥有乐观向上的性格、睿智自信的涵养，完全可以为你的容貌加分。

作为现代都市中顶起半边天的女性，要爱护自己的身体，调畅自己的精神，自信地去面对每一天。

防秋燥　润肌肤

◎鲍计章

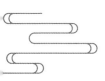

秋季虽然气候宜人，寒温适度，但经常较为干燥。"燥"是秋季气候的特点。《黄帝内经》有："燥胜则干。"人体在这种环境下通过皮肤及呼吸中散发出去的水分很多，久而久之会引起机体内发生相关变化，出现各种干燥征象。

中医认为"肺为娇脏"，肺开窍于鼻，秋燥侵袭人体是从口鼻先行入肺的，所以肺是燥气侵入的门户，因此在秋季养生调摄首要的目标是平衡肺的气血阴阳，尤其要注意保护肺阴。若不及时调养，则燥邪容易化火伤及肺阴，可出现迁延不愈的燥咳，或者也可伤及胃津而出现口干而渴、食欲不振、尿少便秘等征象。

同时"肺主皮毛"，在体合皮，皮毛赖肺的精气以滋养和温煦，皮毛的散气与汗孔的开合也与肺之宣发功能密切相关。对于爱美的女性朋友，秋季护肤，注意滋阴润肺尤其重要。秋天空气干燥，并且早晚温差较大，引起皮肤毛孔收缩，皮肤表层的皮脂腺和汗腺分泌减少，非常容易导致皮肤干燥，进而发生皮肤敏感、红血丝、皮肤脱屑、痤疮等问题。科学研究认为，导致皮肤提前衰老其实最大的因素就是皮肤干燥，因此秋天皮肤不管怎么保养，一定要注意补水与保湿。

　　秋季润肺保湿护肤，除了平时的护肤品保养之外，很多食物也可以起到润肺养肤的作用。比如秋季当令水果梨，梨含有大量蛋白质、脂肪、钙、磷、铁和葡萄糖、果糖、苹果酸、胡萝卜素及多种维生素，可谓营养丰富。同时，中医认为，梨有生津止渴、止咳化痰、清热降火、养血生津、润肺去燥等功能，可帮助消化、促进食欲，并有良好的解热利尿作用。此外西红柿中的番茄红素能使皮肤中的胶原不易剥落。经研究发现，番茄红素还能有助于展平皱纹，让皮肤细嫩光滑。经常食用西红柿不容易出现黑眼圈。

　　除了饮食内调，广大的女性朋友们还可以做些简单有效的家庭面膜。比如芦荟黄瓜润肤膜：将芦荟叶和黄瓜洗净，榨汁，然后把榨好的芦荟汁和黄瓜汁过滤去渣，再把芦荟汁、黄瓜汁和鸡蛋清倒在一起，搅拌均匀，最后倒入燕麦粉，边倒边搅拌，直至变成黏稠的糊状即可，将调好的补水面膜涂到脸上，三十分钟以后用温水洗干净就可以了。这里用到的芦荟和黄瓜都是补水效果非常好的植物，将两者混合加上蛋清，对皮肤补水保湿有很好的效果，而且补水的同时还能紧致肌肤、去除皱纹。

凌耀星养生健脑经验

◎姜凤依

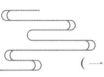

（一）按摩刷身 健脑延年

凌耀星教授是全国著名中医药专家、上海市名中医，其远祖凌云，字汉章，乃明代弘治年间御医，凌耀星教授是其第十六代传人。凌老从医六十余年，擅于应用《黄帝内经》中"治未病"的防治学思想，用于亚健康的治疗，注重强身防病，倡导防重于治。

凌老根据《内经》理论，创造了自己独特的梳头、叩头按摩健脑法及刷身法。通过刺激穴位疏通经络，使得气血和畅，阴阳平衡，增强对疾病的抵抗能力，达到增强体质的作用。

按摩健脑法

"头为诸阳之会"，头部是代表阳的督脉与手足三阳经脉的分布区域。头皮同时又是大脑皮层各功能区的投影部位。梳头可以刺激头部表皮和穴位，通过经络传导，改善头脑及全身的气血运行。达到提神醒脑，消除疲劳，防治失眠，提高思维力和工作效率；还可通过经络传导，加强全身气血运行，调节身体阴阳。凌老每天梳头，不仅是为了整理仪表，还暗含按摩健脑的意味。宋代苏东坡、陆游亦把梳头当作"安眠药"：梳头百余梳，散头卧，熟寝至明。凌老由此提出了自己的梳头法及指叩法。

梳头法：用稀齿梳子梳头，梳遍头皮，晨起睡前各百余次，从前发际头顶梳到后头，再分左中右三行，以头顶为起点，梳向两侧头角、太阳穴、耳上发际，呈放射状梳头，左右相同。

指叩法：双手除拇指外，其余四指弯曲，指尖垂直叩击头皮。

刷身保健法

刷身法：刷身是指用长柄刷子轻刷四肢与背部。

刷身必须循经脉运行的方向以帮助经气运行。手三阴经在上肢内侧，从腋部刷向手掌至指尖；手三阳经在上肢外侧，从手指经手背刷向肩部。足三阳经分别在下肢的前侧，外侧及后侧，应从大腿根的前、外、后分别向下刷至足趾；足三阴经分布在下肢的内侧，应从足趾向上刷至腹股沟。每日三次，每次各五遍。

有条件的话还可以请家人刷背部。背部中央为督脉经，脊柱两旁广大区域均属于足太阳膀胱经。十二脏腑的胞穴均在此区内，经脉走向均从上到下。毛刷由项及肩下刷至尾骶及臀部上缘，可增强内脏功能，治疗脏腑疾病和调整脏腑之间的相互关系，从而有利于防病抗病。刷背部亦每日三次，每次五遍。

另外，凌老提出，按摩时要保持平和的心境，集中注意力，意念随手而动，手法要有连贯性，方可起到生髓益脑、濡养筋骨、调节大脑神经中枢的作用。

（二）静息调养 睡眠健脑

人在工作之余需要适当的休息，凌老认为养生必须动静结合。与运动相对应的是睡眠，睡眠是最好最全面的休息，是让大脑休息的重要方法，可使大脑和各器官、内脏组织的血管神经以及全身的肌肉、关节都得到松弛，有利于降低能耗，提高代谢和免疫功能，增强机体的抗病能力。晚上睡眠充足，第二天必然神清气爽，记忆力特别旺盛。

凌耀星老师对睡眠有一套自己的方法：

方位

床的摆放方位宜南北向，这样睡眠时体内经脉气血的循行走向便与地球的磁力线相一致，体内气血流动畅利，有助于睡眠质量的提高。

睡姿

凌老指出右侧睡有利于血归于肝和肝藏血，还能使胃中食物更顺利地进入肠道进行消化吸收，也有利于肠内气体排出体外。推荐右侧睡时抱一个枕头，将左腿微屈，膝搁在枕上，右腿稍直，这样能使下肢肌肉得到放松。

枕头垫腰

凌老对枕头有个基本要求，即不宜高枕。她认为所谓"高枕无忧"的说法并不科学，枕头太高易使颈部与胸部的角度减小，影响喉头气管通气。她设计的枕头高约一拳头，质软，切合颈椎的生理弧度。另外仰睡时最好在腰弓与床面的空隙中放一条30厘米长，8-10厘米宽，4-6厘米厚的带状海绵垫，可使腰脊上弯的部位填实，保持生理弧度，从而可防治腰酸、髋关节酸与坐骨神经痛。

睡前准备

睡前少饮水，尤其不饮茶、咖啡，睡前半小时可饮一小杯温热牛奶，有助于入睡。上床时间最好在晚上9-10时，尤其在冷天，睡前用热水浸脚，用双手作足底按摩，使足部血管扩张，血流增加，而头部血流相对减少，大脑皮质兴奋性降低，能起到催眠作用。枕旁放轻音乐，可以助人消除杂念，舒舒服服地进入梦乡。

关于做梦

曾有科学家做过实验，利用仪器观测并唤醒做梦者会使人性格消沉、脾气暴戾，反之让他们恢复做梦的权利，那些不良情绪就会消失。凌老认为，梦是人生命活动所必需，大可不必为多梦而担忧。同时，如《内经》所说"甚饥者梦取，甚饱者梦与"，这与弗洛伊德心理学解梦理论不谋而合，意思是人不停地产生着愿望和欲望，这些愿望和欲望在梦中通过各种伪装和变形表现和释放出来，这样才不会闯入人的意识，把人弄醒，也就是说梦能够帮助人排除意识体系无法接受的那些愿望和欲望，是保护睡眠的卫士。人体某些生理病理感觉会成为梦中的故事，临床上非常常见，如儿童遗尿，在梦中即因尿急而小便；哮喘病人梦见登高赛跑上气不接下气时，醒来即感到胸闷气急，这些也可以给医生提供诊疗疾病带来一定的帮助。

（三）平衡饮食　益寿延年

人赖饮食而生存，全身脏腑组织（包括大脑细胞）无不需要精、气、血、津液的温煦濡养。丰富的饮食营养可以健脑，所以《内经》说"神者，水谷之精气也"。此处的神是指人体生命活动的外在表现和人的精神意识活动。这句话的意思是脾胃收纳水谷，运化而为精气，这是神在外表现的物质基础。所以说神是水谷精气的外在表现，也说明了合理饮食的重要性。凌老认为，营养大脑固然重要，但生活中还必须注意偏重清淡，讲究饮食有节，饮食卫生，不抽烟、不酗酒。她认为以下三点特别值得注意：

1. 食物种类的多样化

《内经》指出："五谷为养，五畜为益，五果为助，五菜为充。""五谷为养"是指黍、秫、菽、麦、稻等谷物和豆类作为养育人体之主食，富含碳水化合物和蛋白质，而人类生长发育则主要依靠蛋白质。"五畜为益"指牛、犬、羊、猪、鸡等禽畜肉食，能增补五谷主食营养之不足，是平衡饮食食谱的主要辅食，富含人体必需的氨基酸，是人体正常生理代谢及增强机体免疫力的重要营养物质。"五果为助"系指枣、李、杏、栗、桃等水果、坚果，富含维生素、有机酸等物质，是平衡饮食中不可缺少的辅助食品。"五菜为充"则指葵、韭、薤、藿、葱等蔬菜，各种蔬菜均含有多种微量元素、维生素等营养物质，对人体的健康十分有益。凌老说："世界上没有一种食品包含人体必需的全部营养，所以必须注意不挑食、不偏嗜，荤素食品的合理搭配。"

2.合理安排进食量

"早饭吃得饱，午饭吃得好，晚饭吃得少"，完全符合生理活动能量消耗的要求，有益于健康。现实生活中，人们却常反其道而行之，大多数人早餐草草了事，或不吃早餐，而习惯于丰盛的晚餐。夜眠时血行减慢，脂肪易于沉积而导致血管硬化。在晚宴上暴饮暴食而诱发心肌梗死也屡见不鲜。所以凌老向来注意晚饭少吃，只吃软饭大约半两至一两。

3.及时补充水分

人每天排出许多水分，就需要从饮食中不断补充。长期进水不足，全身组织都呈缺水状态，而最先受到影响的是大脑，大脑组织的细胞中水分不足会提前萎缩老化，导致大脑功能衰退，进而使全身各种功能过早地衰败。所以饮水对健脑强身有非常重要的意义。她认为水与食物对于生命同样重要。人就是通过不断进食饮水，不断地排泄，才能使生命延续。她指出有些人尤其是老年妇女没有饮水的习惯，甚至从来不喝水，说是不感到口渴，其实是因为老年人感觉迟钝，且长期习惯于缺水状态，所以无口渴的感觉而已。应当据理说服他们养成饮水习惯，每天至少饮温开水五杯以上，汗多、尿多时，再加三至四杯盐开水。凌老过去在门诊时也经常这样不厌其烦地交代病人：每天至少要喝5-8杯水。她说一般是早晨起身时饮一杯，但是饭前饭后半小时内不饮水；另外，临睡前亦不宜饮水，以减少夜尿次数，以免影响睡眠。

（四）科学运动 健脑强身

凌耀星是明代御医凌老先生的十六世嫡传，当今全国名老中医。她受《黄帝内经》"呼吸精气，独立守神""广步于庭，披发缓形"等经文的启示，设计了一套适合老年人的健脑强身运动操。

一、手部运动

1.甩手

1）站立，双手自然下垂，肩部放松，调整呼吸；

2）双手心朝向大腿内侧，手背朝外，运用腕部力量，轻轻甩动双手；

3）手臂弯曲抬起，双手举至平肩，自然向外甩动双手；

4）双手伸直抬高过头顶，双手自然甩动。注意：每个位置甩动50-100次，可根据个人调节，频率约60-80次/分钟。

2. 握拳伸展

1）站立，双手自然下垂，肩部放松，调整呼吸；

2）双手自然紧握拳；

3）五指用力伸展，将拳松开，重复握拳伸展动作；

4）手臂弯曲抬起，双手平肩，握拳，伸展同前并重复；

5）双手伸直抬高过头顶，握拳伸展。注意：每个位置握拳伸展交替做20-50次，可根据个人调节，频率约60-80次/分钟；伸展时尽量将五指用力伸直，达到伸展目的。

3. 拧毛巾

1）站立，双手臂自然伸向身体前方；

2）左手在前，右手在后，空握运用腕部力量，做拧毛巾状；

3）左右手交替，右手在前，左手在后，重复之前拧毛巾动作。注意：每个动作做20次，左右重复各一次。

4. 鱼际按摩

1）站立或座位，双手臂自然弯曲举到胸前；

2）右手心朝向身体，自然伸展，左手托住右手，左拇指由右手大鱼际由下至上轻轻按摩，直至鱼际发红发热；

3）双手交换，重复之前按摩动作。注意：按摩时用力适当，如遇皮肤破损、新发皮疹等暂停按摩。

5. 双手摩擦

1）双手胸前合十，上下摩擦，至局部肌肤发红发热；

2）左手心盖右手背，上下摩擦；

3）左右手交替摩擦；

4）手背相对摩擦。

6.画圆

1）站立，双手自然下垂，肩部放松；

2）双手伸直自正前方抬至头顶，尽量向后伸展，在身体侧面画圆，双手回复到身体两侧，重复画圆10圈；

3）反方向画圆，自后向前，重复做10圈。注意：画圆时双肩放松，双手尽量伸直，配合呼吸。

7.绕腕

1）双肩放松，手臂自然弯曲，双手抬至胸前，交叉握拳；

2）运用手腕力量左右交替绕圈放松。注意：左右各做1分钟。

8.指挥

1）站立，室内可播放一些柔和音乐；

2）双手自然抬起，如指挥家，随音乐节奏自由挥臂。此运动自由性较大，对喜爱音乐者较为适用。

注意：此动作可快可慢，个人可调节，一般在休息时进行，需5分钟以上。

以上运动针对老年人的身体状况，同时锻炼内容丰富。如能坚持运动，将起到强身健脑的作用，丰富老年人的日常生活，帮助保持身体和精神双方面的健康。

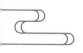

棋茗清趣话养生

◎施 征

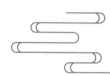

　　"宝鼎茶完烟尚绿，幽窗棋罢指犹凉"，这副优雅的对联过去常被文人们用秀丽的书法写来悬贴于宁静、深幽的后院闺楼，短短十四个字却极形象而传神地表达了中国古代知识分子所推崇的情趣与品味。追寻着古代文人们雅好品茗吟诗、陶醉琴棋书画的日常生活趣味，我们可以领略到由这些爱好所表达出来的他们的审美情操与精神情怀，其实质恰恰深刻地反映出东方文化的内涵与品质：探寻人生哲理与宇宙之道，追求精神自由与宁静内守。另一方面，也正是这种文化特质决定了传统中医养生学的独特理论观点。可以这样说，传统的东方情趣与养生医学其实都生发、孕育于中国文化土壤之上，其内在的哲学依据是一脉相承的。

　　致虚极、守静笃，这是道家经典《老子》中一个著名的论点，道家认为，宇宙间根本、原初的是道，无论千姿百态的自然万物还是千变万化的人类社会都是道的产物，"道生一，一生二，二生三，三生万物"，万物生发于道，日渐成熟、衰老走向死亡。唯有道蕴蓄着无限生机，道是宇宙的根本，其基本特性就是虚极、静笃，是一种至清至静、虚无空廓的状态，是一种无欲无为、顺乎自然的境界。所以，夫物芸芸，各复归其根，归根曰静，是谓复命，复命曰常，知常曰明。因此，芸芸众物，只有或者说都应当效法道之本体的清静、恬澹、无为的特性才能够复命，才称得上知常，才是最高明，最聪睿的人生智慧。

高明的医家用这种认识来指导养生，从而形成了传统养生学"形神兼养，首重养神，养神以清静内敛、淡然无虑为本，养形以少私寡欲、去奢去泰为本"的特色，古籍中关于这一类描述极为丰富。以清静恬淡养神其实质是一种自我心理状态的调摄，面对现实世界中种种生死、穷达、宠辱、得失的矛盾，都取淡泊平静的心态，这是为人处世一种崇高的充满审美趣味的境界。唯因其与生命的自然状态最为接近，因而对人们心理、生理的调摄有莫大益处。"静则神藏，躁则神亡"，(《素问·痹论》)"夫精神志意者，静而日充者以壮，躁而日耗者以老"，(《淮南子》)"清静则生化治，动则苛疾起。"(《素问·至真要大论》)可见古人认为，在身心两方面，取清静的状态能使人体精、气、神三宝得以养护而减少疾病，增进健康、养生延年。

养生之道、养生之术并非一时一日、脱离生活之事，而恰恰贯穿、融汇于人们的日常生活。以清静、淡泊为人生理想境界的人们必然在日常生活情趣中也追求这样的品位。

《素问·上古天真论》可谓对传统养生思想进行了高度凝练与概括，阐明了我国传统养生理论的精髓。从"志闲而少欲，心安而不惧，形劳而不倦"中可以看出养生注重良好的精神、心理状态，淡化感官刺激，淡化身心各种欲望，获取恬淡安然的心境。通过这种日常的情趣爱好来修炼一种平静、冲淡的人生境界，以求得清气长存、益寿延年。

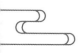

"和""缓"之道养生之要

◎张苇航

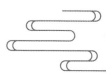

　　忙，已经成为都市生活的常态。从小学生到年轻白领，从中年人到发挥余热的老人，大多都是行步匆匆，似乎时刻在追赶时间。不知不觉间，时光流逝，心态变得越来越急躁，健康问题也逐渐出现。这时，请你放慢脚步，开启"和""缓"的养生模式，关爱一下自己身体吧！

　　和、缓是春秋时期秦国的两位名医，也是史书记载的最早的职业医生。他们的事迹，比神医扁鹊还要早一百多年。"医和"明确指出晋平公的病因是耽于享乐、生活不节，还提出自然界的六气过度可以致病；"医缓"准确诊断出晋景公的病情已经"病入膏肓"。那时，传统医学的治疗手段还很有限，但医生们已经从人与自然界的关系出发，思考如何会得病、如何防止疾病发生和恶化了。这两位医生分别被称为"和"与"缓"是有一定实际意义的，因为"和""缓"二字，正是传统中医学的重要特征，更是养生中所遵循的重要原则。

　　和，就是和谐、协调，是不同性质的物质，或不同的思想行为能够共同相处、相容，即"和而不同"。万物和谐，才成就大自然；人体和谐，才成就健康；不同的人友好相处，才成就和谐社会。养生也以"和"为核心，一是人与自然和，要顺应大自然的规律，根据季节气候和地域特点调整生活方式，"起居有时，不妄作劳"。二是人体内部和，包括脏腑、气血功能的协调，以及精神的安宁平和。饮食不在高级，以合理搭配、营养均衡为要；穿着不在昂贵，以舒适为要；运动不在时尚，以适合自己为要。三是与他人和，为人处世既要讲原则，又要注意方法，养成宽厚包容的心态，营造出良好舒适的家庭氛围与工作氛围。

缓，就是从容不迫，不急不躁。紧张、焦虑，往往会引起循环、消化、神经、内分泌等各个系统负担过重，导致各个脏器功能失调，是健康的大敌。而"缓"就如同快速行驶车辆中的刹车，是快节奏生活中必不可少的调剂；也如同滋润生活的一股清流，让你的身体放松、心态平和。但缓可不是单纯的慢，更不是拖延，而是在做好规划的基础上，从容有序地安排好日常事务，然后抽出时间来、阅读一本好书、进行一场运动、策划一次旅行……让你的生活丰富多彩起来。对于中青年来说，要做到"身动心静"，适当的运动和舒缓的心情相结合，更能提高工作效率。对于老年人来说，一方面要心态和缓，情绪不可过于波动，大怒、惊喜、悲伤、忧愁、惊恐、多思多虑等都会直接造成不可逆的损伤；另一方面因身体功能的下降，还要注意动作的和缓，尤其避免过急、过激的活动，比如突然起身、憋气用力等。但也有不可缓的事，就是有病了千万不可讳疾忌医，一定要积极进行治疗。

每个人的体质不同，具体的养生方法也会有差异，但"和"与"缓"作为养生中的重要原则，应当被我们牢记在心、身体力行。继承古人留下的智慧，一起打造你的健康生活吧！

趣味历史

历史故事二则

◎段逸山

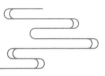

（一）由扁鹊论医漫谈"治未病"

　　战国时期有一部道家著作叫《鹖冠子》，其中有一篇题名"世贤"的文章，记载了扁鹊对医师水平高下的评论。文章说魏文侯问扁鹊兄弟三人谁医技最高，扁鹊回答说："长兄最善，中兄次之，扁鹊最为下。"扁鹊是闻名遐迩的神医，还有谁比他本事更大呢？所以魏文侯要扁鹊加以说明。扁鹊就解释说："长兄于病视神，未有形而除之，故名不出于家；中兄治病，其在毫毛，故名不出于闾；若扁鹊者，镵血脉，投毒药，副肌肤间，而名出闻于诸侯。"意思是大哥观察病人的神色，在疾病尚未形成的时候就化解征兆，大家都不知道其中的神奇，所以他的名声不出于家门，这是"最善"；二哥在疾病刚刚出现时就进行治疗，人们以为属于轻微的疾病，所以他的名声不出于乡里，这是"次之"；至于我扁鹊，刺血脉、投峻药、剖肌肤，治愈危重的疾病，所有的人都感到神妙无比，所以我的名声就响彻全国，这是"最为下"。从扁鹊的这一番评论可以看出，除病于无形、毫毛、血脉的不同阶段，是判断医师水平高下的准绳。这一评断可以看作是对"治未病"理念的恰当解释，因为"最善"的"未有形而除之"就是"治未病"。

唐代孙思邈在《备急千金要方·诊候》中也有类似的评价："上医医未病之病，中医医欲病之病，下医医已病之病。""未病"就是"未有形"，"欲病"就是"在毫毛"，"已病"就是必须刺血脉、投峻药、剖肌肤的危重疾病。孙氏也认为发现与治疗处于不同阶段的疾病，是区分医生水平高下的重要尺度，这一看法与扁鹊的评论正属英雄所见相同。

有关"治未病"理念，在《黄帝内经》中已经阐述得十分透彻。比如《灵枢·逆顺》说："上工刺其未生者也，其次刺其未盛者也，其次刺其已衰者也……故曰：上工治未病，不治已病。"将"治未病"与上工联系在一起，认为"刺未盛"属于上工"其次"的作为，"刺已衰"属于上工又"其次"的作为，只有"刺未生"，也就是"治未病"，才是上工所能达到最高的医学境界。

《老子·七十一章》说："知不知上，不知知病。夫唯病病，是以不病。圣人不病，以其病病，是以不病。"仅从疾病角度来说，老子教导我们，"上知"之人"病病"，认真对待可能出现的疾病，就可以"不病"，永葆健康。相反，如果不"病病"，不认真对待可能出现的疾病，那就不能"不病"，自然是"下知"者的所为。

可见，扁鹊、老子也好，《黄帝内经》《备急千金要方》也罢，都不约而同地、一以贯之地强调"治未病"，并且把它看作"最善""上知""上工""上医"的作为。

（二）从"曲突徙薪"说到"治未病"

"曲突徙薪"这个成语大家可能都知道，出自于《汉书·霍光传》。说有个宾客发现一家人家的烟囱笔直，炉灶旁又堆满着干柴，就向主人建议，把烟囱弯曲，搬走干柴，否则容易引起火灾。主人没有理睬。不久家中果然失火，幸亏邻居们及时把火扑灭。主人于是设宴慰劳救火的邻居，被火烧得焦头烂额的人坐在上座，其余按照救火的功劳大小依次入座，却不邀请建议他把烟囱弯曲、搬走干柴的人。有人就对主人说：如果当初采纳"曲突徙薪"的建议，就不会发生火灾，也不会出现"焦头烂额"的人，自然也就不用破费设宴款待。主人方才醒悟，把提出建议的人请来。这则成语启示我们，要防患于未然，消除可能产生事故的苗子。将这一思想移用到"治未病"上来，就是要强调预防，避免出现疾病的因素。

中医经典著作《黄帝内经》多次直接讲到"治未病"。比如《素问·四气调神大论》说："圣人不治已病治未病，不治已乱治未乱。夫病已成而后药之，乱已成而后治之，譬犹渴而穿井，斗而铸锥，不亦晚乎！"认为"治未病"如同"治未乱"。还打个比方说，疾病形成了再去治疗，祸乱发生了方才治理，就好比喉咙干渴了再去掘井，战斗打响了方才制造兵器，不是太晚了吗？

此类居安思危的预防思想，在古人头脑里是根深蒂固的。《诗经·豳风·鸱鸮》有"迨天之未阴雨，彻彼桑土，绸缪牖户"语，说天气尚未阴雨时，鸱鸮就开始筑巢，剥取桑树的根皮，缠绕它们的门户。成语"未雨绸缪"就是从这里来的。这是古人忧患意识的具体表现。有关忧患意识，前人讲过很多。比如《周易·系辞下》借孔子的名义阐发说："君子安而不忘危，存而不忘亡，治而不忘乱，是以身安而国家可保也。"认为真正的忧患不在忧患时，而恰恰在其对立面安乐时，安于所安之时，就是忧患来临之际。《诗经·小雅·小旻》所说"战战兢兢，如临深渊，如履薄冰"也是这个意思：尚未面临深渊、行走薄冰时，要如同已经面临深渊、行走薄冰时般地战战兢兢。中医"治未病"又何尝不是如此？真正的忧患不在已病后，而恰恰在其对立面未病时，需要小心翼翼地加以预防。居安思危就平安，居安思安就危险。未病先防便健康，未病不防便患病。

怎么加以预防呢？《素问·上古天真论》告诉我们："法于阴阳，和于术数，食饮有节，起居有常，不妄作劳，故能形与神俱，而尽终其天年，度百岁乃去。"强调要遵奉四时阴阳，掌握养生的方法，饮食起居有规律，不过度消耗体力与精神，形神相合，就可能享有自然的寿数。

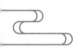

诸葛亮的过劳和曹操的养生

◎赵友琴

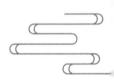

　　诸葛亮和曹操的寿命相差十二岁。一个五十四岁去世，一个六十六岁而卒。这是天命乎？人事乎？应该说，这与他们对养生的不同观点有密切的关系。

　　诸葛亮的人生格言是"鞠躬尽瘁，死而后已"，他以忠君扶蜀为先，把自身的健康放在一边；既不练功，也不习武，白面书生一个。可是却少不了深谋远虑，运筹帷幄，这是既劳精又费神的事。他还习惯于早起晚睡。他一生谨慎小心，不放心手下人做事；军中事无巨细，事事过问，把自己弄得精疲力竭。这种身心劳累的负担，年轻时勉强能对付，可是，一旦过了中年，就会显出快速衰老的征象。

　　史书载，诸葛亮的使者到了魏营，司马懿不问军中之事，单问诸葛亮的饮食起居和工作忙闲情况。使者告诉他，诸葛公向来喜欢晚睡早起。罚打二十军棍以上的事，都要亲自处理。可是饭却吃得很少。司马懿听后马上得出结论："亮将死矣。"

　　果然不出司马所料，不久在撤退途中，诸葛亮就忧虑呕血而亡。尽管有的史家怀疑《魏书》的记载为其祖护开脱，说诸葛亮这样有才华的人，不可能忧虑得吐血，甚至丧命。但实际上，诸葛亮呕血而亡是极有可能的。以现代眼光猜测，诸葛亮晚年很可能得的是肺结核或肝硬化之类的病。因肺部疾病大咯血或肝硬化后期门静脉破裂出血以致死亡的可能性很大。因他长期以来，劳逸不平衡，营养与精力消耗不平衡，再加上后期政治上处境艰难，军事上进退维谷，因而造成情志上的郁郁寡欢，是他有可能罹患肺脏和肝脏疾病的外因。

《三国演义》的作者将诸葛亮的不长寿归之于天命，取《晋阳秋》的史料与星相挂起钩来，自知不能自圆其说，不得不写到杨颙的话："某见垂相常自校簿书，窃以为不必。夫为治有体，上下不可相侵。譬之治家之道，必使仆执耕，婢典爨。"这样，家主从容自在，高枕饮了食而已。若皆身亲其事，将形疲神困，终无一成。杨颙不仅说作为"三公"，只要"论道"就可以了，执行是"士大夫"的事。他还进一步搬出"丙吉优牛喘""陈平不知钱"两个西汉丞相的典故再加以论证。诸葛亮终于说出心里话："惟恐他人不似我尽心也。"正是这种不放心，葬送了他本可大有作为的后半生。

曹操寿命不算长，但离古人云："人生七十古来稀"的标准，只差了四岁，算得上是正常的"寿终正寝"。或者至少不能说是过早谢世吧！

曹操和诸葛亮不同，他年轻时就习兵练武，"才力绝人"，身体也练得不错。有一次，进侍中家被发现，他手舞双戟，使武士不敢近，后来翻墙逃跑了。他不仅能用戟使剑，还弓箭娴熟，曾有一天射中六十三只野鸡的记录。他白天"讲武策"，夜间"思经传"，常倚案"卧视书籍"，也是够劳累的，所以头痛病经常发作。不过他很讲究养生，也懂些医药。

《三国志》中说他少年时，好"飞鹰走狗，游荡无度"，他叔父几次将这种行为告诉他父亲，曹操心中颇为不满，只得弄点小聪明，离间叔父和父亲的关系。于是，他假装中风面瘫。叔父见他平时身体挺好，很奇怪，便问他为什么会中风？曹操说：突然遇到"恶风"。叔父忙将所见告诉他父亲。他父亲一听大惊，连忙叫曹操来，近前细看，面部和从前一样，并无面斜口歪。就问他："叔父说你中风，现在好了吗？"曹操回答："我没有中风，但自从失去叔父的疼爱后，他就这样说我。"从此，他父亲就不相信弟弟有关曹操的话了。

曹操身边养了一大批养生家。其中颇有名气的有庐江的左慈、谯郡的华佗、甘陵的甘始、阳城的郄俭等人。《后汉书》说中有载，曹操确实按照甘始、左元放、东郭延年的方法去做。左慈是研究房中术的，专擅房室养生；华佗是家喻户晓的运动专家，他的"五禽戏"至今还在流传；甘始善于行气，他到哪里，哪里就掀起一股练功热潮，人人"鸥视狼顾，呼吸吐纳"。而郄俭的专长是辟谷和服饵养生，他所到之处，获等价格暴涨。

葛洪《神仙传》记载，曹操曾向养生家封君达询问养生要点。封君达说：体欲常劳，食欲常少；劳勿过极，少勿过虚。去肥浓，节酸咸，减思虑，损喜怒，除驰逐，慎房室，则几乎道矣！

曹操带兵行军打仗，艰苦的军事生涯，练就了顽强的意志和坚强的体魄。《广志》说他以辽东红高粱作御粥。他在《苦寒行》一诗中写道："行行日已远，人马同时饥，担囊以取薪，釜冰持作糜。"曹操喜欢喝粥，自己也有些养生小经验。《魏武遗令》说，曹操每当半夜，身体稍有不舒服，等到天亮便喝热粥取汗，汗出以后，再服当归汤。

从诸葛亮和曹操对身体是否注意和保养，对寿命长短是有很大关系。这也给后人留下一点经验和教训，如能吸取，便受益不浅。

古老的香薰疗法

◎计光辅

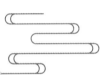

　　放松自己的心情，减轻生活工作中的压力，越来越受到都市人群的重视。目前通过香氛蜡烛、香薰灯、香薰沐浴、精油香皂的方式来减压人的疲劳在海外极为流行。不仅如此，这种用天然植物的香薰疗法，还可以通过按摩、熏蒸等方式，随着血液和体液运送传到人体内部器官，补给肌肤与人体各部位的营养，协助人体排毒、排废物与安定神经系统，促进身心协调平衡，增强免疫系统的功能，彻底美化、改善肌肤与调整体质，成为一种时下流行的生理疗法。

　　其实使用香薰疗法的历史由来已久，在医药还未发达的古老年代，香薰精华油常用作医学上的药物，对皮肤的愈合、杀菌等有很大的治疗效果。

　　香薰疗法的方式有很多，当然最简单易行的是点香氛蜡烛。每晚沐浴时，点上香薰蜡烛，它们的芳香气味具有舒缓精神作用，能令平常的沐浴变成一种享受。如取薰衣草、佛手柑、天竺葵、罗槿、香柏等各几滴，以香薰法徐徐弥漫在空气中，可舒缓心灵，促身心舒畅。香熏蒸气浴则是将5-10滴植物薰油放入热水中，深呼吸植物精华香薰出来的蒸气，对人体气道非常有益。香薰桑拿美疗法是利用穿透性特强的全植物提取的芳香精油，渗透血液及淋巴液，循环全身，帮助提高自体免疫功能，从内而外，治疗身心的一种科学方法。

香薰疗法之流行，体现了人类对天然动植物香气的认识，由对体验愉快香气，上升到重视香气调节人类生理、神经系统这一作用，才使这门历史悠久的医术得到科学的验证而重新被广泛地推广使用，成为一种保健时尚。

病有不治

◎孙文钟

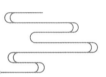

　　治疗疾病需要医生和患者的相互配合。有病而良医不遇，疾病不能医好；有良医而缺少患者的积极配合，疾病也难以医好。

　　《史记·扁鹊仓公列传》就提出了六种虽有良医却难以医好疾病的情形。第一种情形是患者为人狂妄、骄横、不讲道理，这种病人往往自以为是，怀疑一切，不肯接受医生的建议；第二种情形是只重视钱财而不重视生命，这些病人往往没有真诚的求治心，不肯花费必要的钱财和时间配合医生治疗；第三种情形是衣着、饮食不能调节适当，这些人往往由于客观条件限制，即使生病了，也不能根据温度冷暖增减衣服，又无法保证饮食周全；第四种情形是病人阴气、阳气极盛极弱，出现了阴气吞并阳气，或者阳气吞并阴气，导致脏气不定，医生也无从判断疾病所在；第五种情形是病人的身体虚弱，已经到了连药都无法服用的状态；第六种情形是病人迷信巫术，不相信医术，有了疾病往往求神占卜，而不寻医问药，导致延误病情，难以获救。

　　在以上六种病不治的情形中，病人阴阳极盛极衰，虚弱到不能服药的地步是由于客观病情所致，衣食不能调适是为家境所限，作为病人更应该注意的是其中涉及主观意志的三点：不明道理、轻身重财、不信医学。病人遇良医本已困难，但遇到良医，又不能用、不能信任，使可愈之病不能得愈，不免让人尤为惋惜；而作为医生，愈病之术本已有限，而若遇上不能配合的病人，也不免多一重有技难施的感叹。

可见，医生与病人配合对于获得有效治疗非常重要。作为病人，对于医生理应有所择别，但同时也应给予医生应有的信任，积极配合治疗，这样才能使可愈之病得愈，使可疗之疾得疗；而作为医生，积极获取患者的信任，也是疗救疾病中不可或缺的一环。这也是当前社会建立和谐"医患关系"的意义所在吧。

典故与中医

◎沈 成

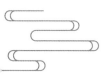

（一）多愁多病

说到多愁善感，体弱多病，林黛玉恐怕是人们公认的典型。

阳春三月，春暖花开，草长莺飞，正是春游踏青赏花好时节。而林黛玉却对散落在地的桃花产生怜惜之情。她把落花收集起来，装在绢袋中，掘了花冢，拿土埋上。而到了四月芒种那天，风俗要祭奠花神，又勾起黛玉的伤春愁思，于是她就走到花冢前，吟出了一段《葬花词》。

林黛玉因为寄人篱下，因此在性格表现上比较敏感，爱钻牛角尖，对于春去秋来特别生有感触，常常以泪洗面。在另一方面，林黛玉自幼体弱多病，人参养荣丸不辍口，最后也因忧郁过度而咯血身亡。

健康是我们人生的第一大财富。什么是健康呢？传统观念认为"无病即健康"，而现代社会人们对健康的理解已经发生了根本的变化。世界卫生组织提出："健康不仅是躯体没有疾病，还要具备心理健康、社会适应良好和有道德"。所以，现代意义的健康是一个整体的健康。其中心理因素与健康和疾病的关系及对健康和疾病的影响，越来越受到关注。

中医学把人的一切复杂心理活动都统称为"情志"。"情志"是指"七情""五志"。"七情"包括喜、怒、忧、思、悲、恐、惊，是人体对外界刺激所做出的 7 种不同的情感反应；"五志"指喜、怒、思、忧、恐，属于七情的范畴。七情五志，人皆有之，在正常情况下，这些心理活动都是身体健康的表现。只有突然、强烈或长期的情志刺激超过了人体承受的范围，才可导致疾病的发生。

中医学特别注意心理调节，认为人应该少一些忧愁，少一些愤怒，少一些悲伤，要适度把握自己的情绪。这些养生观念对于当今的人们也是一个很好的启示。

（二）大腹便便

大腹便便是指肚子肥大的样子，形容肥胖。

唐朝有个叫安禄山的人，为了讨好唐明皇，知道杨贵妃得宠，就想方设法做了杨贵妃的干儿子，尽管安禄山要比杨贵妃年长近 20 岁。

安禄山是个胖子，到了晚年的时候身体愈加肥胖，下垂的肚子都要超过膝盖了。走路的时候要有两人扛着他才能走动，乘车上朝的时候一定要中途换马才能成行。有一天，唐明皇看着安禄山的大肚子就问他："你的肚子里都装了些什么才会变得那么大？"安禄山回答说："微臣的肚子里全是对陛下的一片忠心。"哪知这个"满腹忠心"的安禄山竟然发动了"安史之乱"，几乎使唐朝毁于一旦。

宋朝大文豪苏东坡，有天退朝回家，吃完午饭在院子里散步。他一时兴起就问自己的侍女："你们说说看，我的肚子里都有些什么？"侍女们有的想苏东坡是朝廷命官，就说是满腹忠孝；有的想苏东坡诗文一流，就说是满腹经纶；有的想苏东坡是个美食家，就说是满腹珍馐。苏东坡对这些答案都不满意。

这时，苏东坡的宠妾王朝云摸着苏东坡的肚子说："苏大学士啊，装了一肚子的不合潮流。"苏东坡听后捧腹大笑。原来苏东坡在朝廷的派别纷争中没有明显的偏向性，因此也就不招任何一派的待见。

古人生活条件较差，营养不良，即使在唐、宋这样的盛世，大腹便便之人仍然少见，因此才会有两则类似的故事流传下来。而我们现在的物质条件十分丰富，营养不仅不会缺乏，甚至有过甚之忧。不仅是四五十岁的中年人有发福的现象，十几岁的小朋友中小胖墩也不少见。大腹便便预示着冠心病、高血压、脂肪肝、糖尿病、痛风等"富贵病"的存在。因此我们平时要注意合理搭配饮食，积极参加运动，拥有健康强壮的体魄，远离大腹便便的身材。

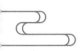

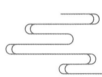

品乐天诗歌
观居易养生

◎陈慧娟

　　唐代诗人白居易有不少涉及医药的诗词。根据诗词，可知他曾患眼病、牙病、风疾、气嗽。疾病缠身的同时，他求医问药、积极养生。音乐、医药、道教、佛医，都是其治病养生的手段与方法。然而，生老病死不可抗拒，暮年时的白居易，不再致力于服药与养生，转而内求，心静淡然。因而，尽管仕途不顺、疾病缠身，他仍旧活到了古来稀的七十几岁高龄。

　　1. 世间生老病相随

　　白居易涉及医药的诗词，如同他的大病记录。眼病、牙病、肺病、风病等都曾困扰着他。虽然白居易是个乐天派，但他被牙疼、目疾折磨的着实难过。曾作《病中赠南邻觅酒》：

头痛牙疼三日卧，

妻看煎药婢来扶。

今朝似校抬头语，

先问南邻有酒无？

　　诗作字里行间喷薄而出的是绝望，是无余。因为头痛、牙痛，白居易卧床多日，妻妾轮流照料，甚至难以独自站立行走。牙痛难忍，欲向邻居借些酒来饮用，希望在饮酒、醉酒中缓解恼人的头痛与牙痛。

　　年老齿衰，值牙落之际，白居易曾作《齿落辞》：

<blockquote>
胡然舍我，一旦双落。

齿虽无情，吾岂无情。

老与齿别，齿随涕零。

我老日来，尔去不回。
</blockquote>

　　暮年的白居易眼见齿落，倍感伤怀。纵然流泪，尽管不舍，但还是让身体顺从自然的变化，坦然面对衰老，所谓"盖天地之委形……所宜委百骸而顺万化"。

　　白居易在 27 岁考取进士后，曾做过秘书省校书郎、江州司马等，宦海沉浮，仕途辗转；37 岁结婚后，又先后有一子一女相继夭折。官场失意，子女夭殇，这无不是白居易目疾获病之由。其《眼暗》诗云：

<blockquote>
早年勤卷看书苦，晚岁悲伤出泪多。

眼损不知都自取，病成方悟欲如何？
</blockquote>

　　年少时的白居易秉烛苦读，眼睛受损；成年后的他遭遇子女夭亡，悲郁多泣。年老的他终于目疾发作，眼中常淌泪水，眼前如雾似花，双目难读细文。

　　为此眼病，他曾多方求治。曾作诗《眼病二首》记录：

<blockquote>
散乱空中千片雪，蒙笼物上一重纱。

纵逢晴景如看雾，不是春天亦见花。

僧说客尘来眼界，医言风眩在肝家。
</blockquote>

两头治疗何曾瘥，药力微茫佛力赊。

眼藏损伤来已久，病根牢固去应难。

医师尽劝先停酒，道侣多教早罢官。

案上谩铺龙树论，盒中虚捻决明丸。

人间方药应无益，争得金篦试刮看。

白居易欲疗眼病，曾问道印度医学，也曾服用中土方药。诗中所言《龙树论》，即《龙树菩萨眼论》，是隋唐时传入中土的印度医书。决明丸是中土方剂，由决明子、车前子、五味子等多种草药配伍而成。《神农本草经》说："决明子治青盲目淫，眼赤泪出，久服益精光。"唐代医学家甄权曾言："每日取一匙，空心吞之，百日后，夜见物光。"决明丸是中医治疗肝虚气浮、风眩眼花的著名方剂，后世的《圣济总录》等医书一直沿用。因为目疾，白居易接受了道友的劝告，休官归乡，"谢绝名利，洞身静修"。不唯如此，他还阅读医书，亲制丸药，甚至节酒养目，金针拔障。然而，诸法难效，痼疾未却。

2. 身作医王心是药

《足疾》一诗表现了他的旷达："幸有眼前衣食在，兼无身后子孙忧。应须学取陶彭泽（渊明），但委心形任去留。"《病中诗十五首》曰："世间生老病相随，此事心中久自知……身作医王心是药，不劳和扁到门前。"年老体病，白居易悟到曾经执着的地黄粥、云母粥、叩齿术终究无法祛除他的疾病，生老病死实是人生常态，因此他平和地接受了衰老与疾病，只欲心静。如同秦皇汉武，年老而悟世上并无不死药，贪慕长生是虚妄。"朝吞太阳精，夕吸秋石髓。微福反成灾，药误者多矣。"因此，他主张戒药、戒仙，"不言药，不言仙，不言白日升青天"。

然而，不可否认，白居易平素的饮食习惯、音乐品鉴、豁达心胸都延长了他的寿命。其自述日常饮食："日高始就食，食亦非膏粱。精粗随所有，亦足饱充肠。……日入多不食，有时唯命觞。"适时适度饮食，粗细饮食搭配，既满足身体所需营养，也可避免食伤肠胃，腐化身体。白居易喜好音乐，品鉴琵琶，常抚琴弦，其涉及音乐的诗作为数不少。琴乐清畅，导泄情怀，万事离心，养颐心性。"达哉达哉白乐天"，他强调为人要豁达勿忧。他深知心理障碍是最重要的致病因素，所谓"畏老老转迫，忧病病弥缚"。他认为过怒、过思等情志都可致病，"自知气发每因情，情在何由气得平？"他还劝慰人们"莫对明月思往事，损君颜色减君年"。

"不畏复不忧，是除老病药。"白居易道出了养生之道的真谛。齿落、发白、目昏，身体的各种衰朽无法抗拒，但内心对衰老的不畏不忧与开朗豁达才是长寿的良方妙药。所以，多读唐诗吧！唐诗既滋养身心，又不乏养生之道。

养生诗词
——点绛唇·采药归来

◎袁开惠

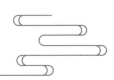

　　大凡诗词都与养生息息相关。无论是春天的"春水春池满"，夏天的"接天莲叶无穷碧"，还是秋天的"阶前梧叶已秋声"，冬天的"忽闻冰响一齐飞"。随着一年四季的推移，人生虽慢慢走向衰老，乃至生命渐逝，但原本的悲戚之感，在诗词的吟诵中却可转换为时光美景的流动，人生的衰老也在音律化的唯美画面中渐渐消解。

点绛唇·采药归来

陆游（宋）

采药归来，独寻茅店沽新酿。暮烟千嶂，处处闻渔唱。

醉弄扁舟，不怕黏天浪。江湖上，遮回疏放，作个闲人样。

内心坦荡以养神　闲适安然以养心

　　这首诗是陆游被贬后于浙江绍兴的山阴隐居时所作。公元 1180 年，江西水灾，陆游于常平提举任上，见百姓生活疾苦，便"奏拔义仓以赈济"，主张将仓库里的粮食发放给受灾的百姓，并邀请相邻县市也开仓济民。而后，陆游却以擅权罪名被革职。这首诗正是他被革职后隐居绍兴山阴时所作，描绘的是他从山中采药归来，独自一人背负药囊来到酒店沽买新酿时的所见所闻所感。迎鼻而来的是淡淡的酒酿新香；放眼望去，烟霭笼罩着层峦叠嶂；耳畔处处渔歌吟唱。

诗词描绘的画面自然、清新、静谧、唯美，诗人心情安然而颇感欢畅。陆游虽然被贬，而内心并无任何的愧疚，为官为民，贬官也并非渎职。所以，他是内心坦荡、闲适安然的，甚至在沽酒听曲儿时有微微的欢喜。陆游此时虽不为官，但济世之心不改。他所采之药，常常在归来途中就散发给村民，百姓也因此总是夹道欢迎采药归来的陆游。因为陆游的医药续救活的村民很多，为了感念他，村落之中总是有新生的孩子以"陆"为名。赠人玫瑰，手有余香。深受村民爱戴的陆游内心安和而欢喜，并无丝毫被贬的不快与悲戚。

古语云"静以养生"。明代的袁坤仪在《摄生三要》里说："慈、俭、和、静四字可以延年。"心静、神静是根本的养生。宋代道教盛行，但是却是一个重视"以术养生"的时代，陆游识药，略知医术，自然也知道服药、导引等养生的具体操作手法，但在他看来，"按摩与导引，虽善却多事"，他更愿意扫扫地，喝喝粥，梳梳发，向邻家老翁学学种地。他说："世人个个学长年，不悟常年在目前。我得宛丘平易法，只将食粥得神仙。"服食丹药不是成仙之良法，而清淡饮食、素常生活才是长生真谛。他说："病叟胸中一物无，梦游信脚到华胥。觉来忽见天窗白，短发萧萧起自梳。"不以疾病为苦，不以少发为忧，天亮早起，梳梳头发，既是按摩头皮，疏通头部血液，也是对自身心情的调适，让精神平静安和。他说："一帚常在旁，有暇即扫地。既省课常奴，亦以平气血。"不为按摩、导引、服丹的庸常养生之法所囿，扫地也能疏通经络、调畅气血，让养生归于日常生活、日常家务。或是"时与儿孙竹马骑"，身体或许无法对抗春秋挪移，但老年却可与儿孙共同欢快嬉戏，绝无尘事扰神，何尝不可延年呢？以这种微微欢喜、自然随性的心态生活，怎不胜于费神之服药与导引呢？

我们常说诗言志，词达情。诗词所反映的是人生追求与情感经历。诗词的妙处在于"透彻玲珑，不可凑泊，如空中之音，相中之色，水中之月，镜中之像，言有尽而意无穷。"好的诗词，不仅描绘出美丽的画面，且有言之不尽的情感韵味与人生哲理。或许科学技术在变化，古今呈现出差异。但是人的情感却是古今一贯，喜怒哀乐，并无差异。在我看来，养生更应注重的是一种心态的培育，心态平和，甚至于是微微欢喜，才是养生的最佳状态。

养生是养护生命，即防病、防老。但是在古人看来，养生更注重于保持生命的一种良好状态。具体表现在养气、养心、养神。古代中医更重日常养生，而并不十分主张病后服药。古代养生更为注重于保持有质量的生活，追求自然、恬淡、适度的人生，强调养生是一个逐渐累积的过程。国医大师裘沛然老先生平日也很喜欢诵读诗词，在生活中却十分随性，饿了会吃饼干，思考时也会吸烟，但是仍活到近百岁的高龄。细思其中奥妙，正是由于他所追求的养生境界是自然随性而不受约束，不被常人所谓养生的条条框框所禁锢。

"神仙"丘处机的养生之道

◎章　原

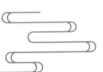

　　"一代天骄"成吉思汗无疑是古代中国最具有世界影响力的人物之一，铁蹄到处，摧枯拉朽，几乎以一己之力缔造了疆域空前的大帝国。不过，这样一位在马背上征服整个世界的风云人物，却也祈求"保养长生之秘术"，并问道于高人丘处机。

　　戎马一生，导致成吉思汗的身体日渐衰疲。在晚年发动西征之前，妃子就已经劝他将帝国继承人确立好，因为战场上什么事情都可能发生，即便是成吉思汗的"金身"，也是不可能永生的。成吉思汗也接受了妃子的建议，这显然表明他已经意识到了岁月不饶人的道理。

　　正因为如此，当成吉思汗听臣下说起山东莱州有一得道高人，已经三百余岁，有"保养长生之秘术"的时候，其欣喜之情不难想象。尽管他当时正在西征途中，但仍然派使臣带着自己的诏书火速前往延请。

　　这位得道高人正是道教史上极有名的人物——"长春子"丘处机，是当时全真教的领袖。丘处机当然没有三百余岁，这是世人以讹传讹的结果。成吉思汗来请他这一年，丘处机刚年过古稀，但却声望极高，被认为是神仙一般的人物，不管是大金国君主，还是南宋的皇帝，都多次派人来请他传授养生之道。

在当时的乱世之中，丘处机并不愿意轻易出山，屡次拒绝了各方的邀请。但当成吉思汗的使臣到来之后，丘处机审时度势，很快便应允前往。

于是，丘处机带着十八名弟子，在蒙古使臣的护送下，前往西征途中的成吉思汗处会合。一路上跨越千山万水，个中艰苦自不待言，甚至于其弟子还有殒身于路途中者，这些经历都在其弟子李志常所撰写的《长春真人西游记》中有详细的描述。

丘处机向西走了一年多，终于在今阿富汗境内的大雪山（兴都库什山）行营见到了成吉思汗。简单的寒暄之后，成吉思汗立刻直言相问："真人远来，有什么长生之药赠给朕吗？"成吉思汗问得够直接，而丘处机的回答也相当坦率："有卫生之道，无长生之药。"那意思再明白不过，世界上是没有长生之药的，但是有些保养身体的法子可以传授。

对于时刻盼望能有立竿见影之效的长生之药的成吉思汗来说，这个回答显然令他失望，但成吉思汗气度过人，不但没有怪罪，对于丘处机的坦诚倒颇为欣赏，给予了极高的礼遇。他不但向丘处机学习养生之道，而且还特意为丘处机赐号"神仙"。历史上被传为神仙的人可谓多矣，但经过君主钦赐、朝廷认证的可就只有丘处机一人了。

为了表示敬重之心，成吉思汗奉行斋戒，并特意设立道坛，讲授时只允许少数几个亲信在旁翻译、记录。为了不遗忘，还特意将丘处机的内容以汉、蒙两种文字记录。由于成吉思汗规定不许外泄，所以李志常的《长春真人西游记》中没有相关记载，但是成吉思汗身边负责记录的人却将之保留了下来，编为《玄风庆会录》一书。

从记录来看，丘处机所谈论的养生之道内容颇为繁复，包括道、精气神、中和等，但其核心思想不外乎"清心寡欲"四字。

丘处机认为"人以气为主，逐物动念则元气散"。如果各种欲念过多，那么人体内的元气就会如同气球内的气一样慢慢漏掉。在各种欲念中，丘处机格外强调了色欲的危害，他认为人们为了饮食温饱等欲望，要费心思伤脑筋，对于身体健康有损害，会耗损真气，但相对损坏较少；而若贪恋女色，则损耗元气非常大。

丘处机极力论述色欲危害其实是有针对性的，因为成吉思汗的后妃据说有五百名左右，大部分是从各部落、各国俘虏而来。在丘处机来觐见的路上，还曾见到蒙古使者为成吉思汗四处搜罗处女以供其享乐，丘处机当时就曾大加劝止。

丘处机以阴阳五行之理来阐述色欲之害，他说男人属阳，五行属火；女人属阴，五行属水，由于阴能消阳，水能克火，所以男人为健康计，应该对色欲有所节制。他劝诫成吉思汗："平常人只娶一个妻子，尚且损害身体，何况天子三宫六院，皇帝的身体怎么能不遭受大损害呢？"当然，丘处机知道要让成吉思汗彻底断欲是不可能的，因此他建议其适当节制，如果能做到节欲也算是接近于"悟道"了。他对成吉思汗说，只需戒色一个月，就会体验到其中的妙处，感到"精神清爽，筋骨强健"。

为了证明自己所言不虚，丘处机还特意举金世宗为例。金世宗即位之后，色欲过度，不胜疲惫，每次上朝，都需要两个人搀扶着行走。后来，听闻丘处机"寡欲，修身之要"的道理之后，金世宗依言行之，此后"身体康强，步行如故"。

丘处机共为成吉思汗讲授了三次养生之道，成吉思汗极为叹服，曾对左右说："神仙三说养生之道，我甚入心。"在与成吉思汗相处的时日中，除了传授养生之道外，丘处机还择机不断进言，劝其要戒杀戮、敬天爱民等。

此次雪山相会给成吉思汗留下了难忘的印象，虽然他承认丘处机所说的养生之道都是难行之事，但他表示愿意"勤而行之"，并且请丘处机东归之后务必为他诵经祝寿。丘处机东归之后，成吉思汗还多次下诏赏赐，并言"朕常念神仙，神仙无忘朕"。

成吉思汗是否奉行了丘处机所言的养生之道，不好妄加揣测，但此后他确实对于早期的大肆屠杀等行为有所反省与收敛，许多人都认为这得力于丘处机"戒杀"之功。倘真如此，长春真人耗时三年之久的西游真可谓功德无量了。

图书在版编目（CIP）数据

其实你可以更健康/李海英，贾杨主编．—上海：上海科学技术文献出版社，2020

ISBN 978-7-5439-8124-9

Ⅰ.① 其… Ⅱ.①李…②贾… Ⅲ.①养生（中医）—基本知识 Ⅳ.① R212

中国版本图书馆 CIP 数据核字 (2020) 第 059456 号

责任编辑：王　珺
封面设计：方　明

其实你可以更健康
QISHI NI KEYI GENG JIANKANG
李海英　贾　杨　主编
出版发行：上海科学技术文献出版社
地　　址：上海市长乐路 746 号
邮政编码：200040
经　　销：全国新华书店
印　　刷：常熟市文化印刷有限公司
开　　本：720×1000　1/16
印　　张：13.75
字　　数：190 000
版　　次：2020 年 9 月第 1 版　2020 年 9 月第 1 次印刷
书　　号：ISBN 978-7-5439-8124-9
定　　价：58.00 元
http://www.sstlp.com